全国医药职业教育检验类规划教材

寄生虫学检验实验指导

（供医学检验技术及相关专业用）

主　编　王益明

中国医药科技出版社

内容提要

本书为全国医药职业教育检验类规划教材之一，是《寄生虫学检验》教学的配套用书。全书包括四部分，实验总则、人体寄生虫学实验内容、人体寄生虫学检验技术、综合思考题。书后附有常见寄生虫与诊断有关的形态彩色照片图，直观且实用。适合高职高专医学检验技术专业师生学习使用，也可用于临床医学、预防医学、护理等专业学生的寄生虫学实验教学，亦可供临床及疾病控制等领域的有关专业人员参考。

图书在版编目（CIP）数据

寄生虫学检验实验指导/王益明主编. —北京：中国医药科技出版社，2009.9

全国医药职业教育检验类规划教材

ISBN 978-7-5067-4221-4

Ⅰ. 寄…　Ⅱ. 王…　Ⅲ. 寄生虫学-医学检验-高等学校：技术学校-教学参考资料　Ⅳ. R530.4

中国版本图书馆 CIP 数据核字（2009）第 149467 号

美术编辑　陈君杞
版式设计　郭小平

出版　中国医药科技出版社
地址　北京市海淀区文慧园北路甲 22 号
邮编　100082
电话　发行：010-62227427　邮购：010-62236938
网址　www.cmstp.com
规格　787×1092mm 1/16
印张　5 ¾
字数　107 千字
版次　2009 年 8 月第 1 版
印次　2017 年 6 月第 2 次印刷
印刷　三河市汇鑫印务有限公司
经销　全国各地新华书店
书号　ISBN 978-7-5067-4221-4
定价　15.00 元

医学检验技术专业实验指导丛书编写委员会

主　任　段于峰

副主任　张纪云　黄斌伦　熊金成

李　进　甘小玲　黄泽智

秘　书　江兴林

编　者　（以姓氏笔画为序）

王益明（浙江金华职业技术学院）

甘小玲（重庆医药高等专科学校）

江兴林（怀化医学高等专科学校）

李　进（广西卫生管理干部学院）

李光武（山东医学高等专科学校）

张纪云（山东医学高等专科学校）

杨元娟（重庆医药高等专科学校）

林逢春（楚雄医学高等专科学校）

段于峰（怀化医学高等专科学校）

桂　芳（怀化医学高等专科学校）

黄泽智（邵阳医学高等专科学校）

黄斌伦（浙江金华职业技术学院）

熊金成（楚雄医学高等专科学校）

编 写 说 明

医学检验技术专业教育的目标是培养医学检验技术实用技能性人才，其核心能力是医学检验操作技能，实践教学处于主体地位。一直以来，医学检验技术专业没有公开出版、独立成册的全套实验教材，实践教学未得到应有的重视。为了突出高职教育实践教学，强化专业核心能力培养，在充分酝酿和取得共识的基础上，决定以湖南省教育厅教学改革立项课题《医学检验技术专业实践教学体系的改革研究与实践》研究为契机，开发、编写医学检验技术专业核心课程实验教材。

临床检验技术发展很快，方法不断更新，仪器化程度越来越高，随着医疗体制改革的深入，基层医疗将快速发展，常规检验仪器将得到较快的普及，手工操作越来越少，工作内容和工作方式发生改变。这种发展趋势下，高职医学检验专业如何选择教学内容，构建合适的实验、实训教材，以满足服务于工作任务的职业教学模式的需要，是对我们高职医学检验教育工作者的挑战。正是敢于面对挑战、勇于实践的实干精神和对医学检验职业教育的热情使我们七所高职高专院校医学检验系的领导和专家于2008 年12 月聚拢于怀化医学高等专科学校，举行了“医学检验技术专业系列实验教材建设研讨会”，并成立了编写委员会。会上，对教材的编写进行了深入、细致和全面的讨论，确定了教材编写的基本思路、基本内容和体例格式，并确定了编写人员。

本套实验教材共7 本，包括《临床基础检验学实验指导》、《血液学检验实验指导》、《生物化学检验实验指导》、《微生物学检验实验指导》、《免疫学检验实验指导》、《寄生虫学检验实验指导》、《卫生理化检验实验指导》。全套教材的基本体例为章、实验、思考题；编写的基本思路是结合国家临床检验操作规程，促进实验实训规范化；在每一章之后附加与实验内容有关的练习题，有利于学生学习和掌握直接服务于医学检验技术的知识要点；书后增加综合性分析题，旨在促进研究性学习，达到训练和提高学生综合分析和解决问题的能力。

由于本套实验教材的使用量较小，出版发行所需成本较大，这种情况下，中国医药科技出版社倾注了极大的热情，使本套实验指导得以顺利出版，在此深表谢意。本教材在编写过程中参考了相关医学检验专业教材和《全国临床检验操作规程》，在此向相关作者表示衷心感谢。由于编写时间仓促，认识水平有限，本套丛书还存在诸多缺点和不足，希望广大师生多提宝贵意见，以便再版时进一步提高。

编写委员会
2009 年5 月

本书编委会

主　编　王益明

副主编　汪晓静　李　进

编　者（以姓氏笔画为序）

王益明（浙江金华职业技术学院）

王　瑛（重庆医药高等专科学校）

李　进（广西卫生管理干部学院）

汪晓静（山东医学高等专科学校）

林　梅（怀化医学高等专科学校）

郑卫东（山东医学高等专科学校）

前　言

《寄生虫学检验》是医学检验（技术）专业的必修课和主干课程之一，寄生虫学检验技术是专业核心能力的组成部分。为了适应高职高专《寄生虫学检验》实验教学的需要，我们在编写委员会的安排下组织编写了《寄生虫学检验实验指导》。

本实验指导的编写主要是根据高职高专医学检验技术专业职业导向和能力本位的培养目标，以全国高等医学院校医学检验技术专业高职高专规划教材《寄生虫学检验》为基础，依据医学检验技术专业专科教学大纲的要求，围绕理论教学内容，结合《全国临床检验操作规程》（第三版）选择相关的实验，使学生通过实验课的操作训练，掌握寄生虫学检验基本操作技术，熟悉常见寄生虫的形态和鉴定方法。

本书内容包括实验总则、人体寄生虫学实验内容、人体寄生虫学检验技术以及综合思考题四个部分。以医学蠕虫、原虫、节肢动物的分类顺序，采用章节的形式编排。具体实验的课时数、次数和内容，由任课教师根据当地寄生虫病流行情况以及总课时数、实验条件等自行决定。由于寄生虫的诊断以形态辨认为主的特殊性，本书添加了常见寄生虫与诊断有关的形态彩色照片图，都是作者在多年的教学中收集的比较典型的标本在镜下实拍所得，并注明放大倍数，具有人工绘制的图片所没有的真实感，可供学生在实验课中学习对照以及有关专业人员工作中参考。

本书作为医学检验技术专业《寄生虫学检验》的实验实训教材，适合高职高专医学检验技术专业师生学习使用，也可用于临床医学、预防医学、护理等专业学生的寄生虫学实验教学，亦可供临床及疾病控制等领域的有关专业人员参考。

由于时间仓促，加之编写水平有限，书中难免有不当之处，敬请专家和读者批评指正。

编　者

2009 年 5 月

目　录

第一部分　实验总则

第二部分　人体寄生虫学实验内容

第三部分　人体寄生虫学检验技术

第四部分　综合思考题

第一部分　实验总则

人体寄生虫学检验实验课是医学检验专业主干课的重要组成部分，也是预防医学、临床医学等专业的重要学习内容。

通过实验课的学习，可以使学生真正掌握我国主要寄生虫的形态特征，掌握常用病原学检查的标本采集、制备、鉴定及临床检验能力；加深理解寄生虫学的理论知识；培养学生实事求是、严谨务实的科学态度，提高分析问题、解决问题的能力，为从事寄生虫病的诊断、疫情监测以及防治和研究工作奠定基础。

一、实验守则

1. 在实验课之前应认真预习教材和本实验指导的有关内容，明确实验的目的要求，对实验内容做到心中有数。上实验课时应携带实验指导、教材、实验报告纸及彩色绘图笔等。

2. 进实验室必须穿工作服，按规定座位入坐。不得迟到、早退或无故缺课。遵守纪律，保持实验室整洁。实验室内禁止大声喧哗、饮食、吸烟等。不做与本次实验无关的事情。实验中出现事故或意外情况，应及时报告老师处理。

3. 要认真听取老师的实验讲解，明确实验步骤及注意事项。不明白的地方要向老师问清楚。操作开始前要检查本次实验所用实验仪器、器材、标本等是否完好、齐全，如已有损坏或缺少，应报告老师。实验操作时损坏的东西要主动诚实地报告老师，根据学校规定作出适当赔偿。

4. 观察实验标本时要认真仔细，并记录观察内容。观察油镜或高倍显微镜示教标本时，如不清晰，可细调焦距，不得移动标本，以免所示标本移动后影响其他学生观察。必要时请老师解决。

5. 实验结束时应认真清点整理实验仪器、器材和实验标本，放回原处，如有缺损应向老师报告。

具有感染性的标本、实验动物尸体及排泄物等必须放置在规定的地方，严禁随意丢弃，以免污染环境。

值日生应做好实验室清洁，关好门窗、水、电，最后再离开。

离开实验室之前，要用肥皂洗手，必要时用消毒液浸泡消毒。

二、实验报告要求

1. 全班使用统一的人体寄生虫学实验报告册，便于教师批阅和以后复习。

2. 实验报告的内容包括实验日期、实验内容、实验步骤、实验结果、标本绘图、实验体会等，字体书写要端正清楚。

3. 在实验结束后一周之内由学习委员或课代表将实验报告按学号排序，交给老师。学生应该认真翻看批阅后的实验报告，对错误之处及时订正。

4. 在实验报告中，认真绘图很重要。多年后在工作岗位上还可翻阅参考。绘图时，首先要对照文字描述仔细观察标本，对形态特征认识清楚之后再绘图。要特别注意以下几点：

（1）绘出标本的形态结构特点。

（2）熟悉标本在视野下的实际大小，注意多个标本之间的大小比例，并要标明放大倍数。

（3）一般蠕虫卵可用铅笔绘图，而疟原虫须用红蓝铅笔绘制。不得使用钢笔或圆珠笔绘图。

（4）绘图完成后务必将结构标记清楚。

三、光学显微镜的使用注意事项

关于光学显微镜的结构与使用方法一般已在组织胚胎学、微生物学等课程中介绍过，在此仅强调观察寄生虫标本时显微镜使用应注意的问题。

1. 观察医学蠕虫和医学节肢动物时一般使用低倍或高倍镜，观察医学原虫时则要使用油镜。

2. 一般情况下，用低倍镜或观察未染色标本时光线宜弱；用高倍镜、油镜或观察染色标本时光线宜强。观察蠕虫卵或活滋养体时光线不能过亮、聚光器要下降；观察染色原虫时光线要亮、聚光器要上升。

3. 观察玻片标本，要先确认玻片有标本的一面朝上，用低倍镜调好焦距，找到标本所处的层面，避免在载玻片的下面或者盖玻片的上面盲目寻找。要养成按一定的方向路线移动视野的观察习惯，或从左至右，或从上至下，直至全部玻片上的标本都观察完，这样就避免了漏检或重复观察。找到标本后移到视野中央观察，或转至高倍镜、油镜仔细观察细微结构。

4. 镜检人体寄生虫卵等形态时要注意与一些类似物相区别，主要掌握虫卵的大小、形状、颜色、卵壳以及附属结构（如小棘、卵盖、肩峰等）、内含物等五个要点便可与类似物区别。

5. 避免把高倍镜头当成油镜头使用，油镜头有100/1.25的标识。视野不清晰可用擦镜纸或棉签蘸乙醚或二甲苯擦洗油镜头。油镜头用好后要及时用擦镜纸把镜油擦掉。

第二部分　人体寄生虫学实验内容

第一章　医学蠕虫

第一节　线　　虫

一、似蚓蛔线虫（蛔虫）

【目的和要求】

1. 掌握蛔虫成虫、虫卵的形态特征；粪便直接涂片、饱和盐水漂浮以及加藤厚涂片的操作方法与注意事项。

2. 熟悉蛔虫成虫对人体病理损害。

3. 了解成虫的内部结构；粪便标本的采集；免疫诊断方法。

【内容与方法】

（一）示教内容

1. 虫体形态

（1）成虫外部形态浸制标本　肉眼可见虫体呈长圆柱形，似蚯蚓，灰白色（活体呈粉红色或微黄色），体表有横纹和两条明显的侧线。雄虫长约 15～31cm，尾部向腹面弯曲，雌虫长约 20～35cm，尾端钝圆而直。

（2）成虫内部结构浸制标本　肉眼可见虫体体腔内的消化器官为一直管，生殖器官为弯曲的管道，其中雌性为双管型，雄性为单管型。

（3）成虫头端唇瓣玻片标本　低倍镜下可见唇瓣 3 个，呈“品”字型排列。

（4）雄虫尾端交合刺玻片标本　低倍镜下可见一对象牙状等长的交合刺。

（5）受精蛔虫卵玻片标本　高倍镜下可见虫卵椭圆形，大小约为 45～75μm×35～50μm，最外层有凹凸不平、被胆汁染成棕黄色的蛋白质膜，卵壳厚，内含一个大而圆的卵细胞，在卵的两端，卵细胞与卵壳之间有一新月形空隙。

（6）未受精蛔虫卵玻片标本　高倍镜下可见虫卵长椭圆形，大小约为 88～94μm×39～44μm，卵壳与蛋白质膜均较受精蛔虫卵薄，卵内含大小不等、折光性强的卵黄颗粒，其与卵壳之间无明显空隙。

(7) 脱蛋白膜的蛔虫卵玻片标本　受精蛔虫卵与未受精蛔虫卵的蛋白质膜均可脱落形成无色透明的脱蛋白膜的蛔虫卵。

2. 病理标本

(1) 蛔虫性肠梗阻浸制标本　可见虫体扭结成团，造成肠道完全或部分阻塞。

(2) 蛔虫性阑尾炎与胆道蛔虫病浸制标本　可见钻入阑尾、胆道、胆囊中的蛔虫，理解其钻孔习性。

(3) 蛔蚴性肺炎切片标本　镜下可见肺组织中的幼虫及浸润其周围的炎性细胞。

(二) 操作内容 (学生自己操作观察)

蛔虫卵观察　用蛔虫卵封片标本或在载玻片上加蛔虫卵悬液一滴后加盖玻片临时自制，制作时注意不要产生汽泡。先用低倍镜查找到虫卵，然后将其移到视野中心，换高倍镜观察其形态特征。注意光线不宜过强，聚光器要下降。

1. 受精蛔虫卵

2. 未受精蛔虫卵

3. 脱蛋白膜的蛔虫卵

注意事项　①几种类型蛔虫卵的鉴别：根据形状、大小、颜色、卵壳与蛋白质膜的厚薄以及内含物等特点鉴别受精蛔虫卵、未受精蛔虫卵以及脱蛋白质膜蛔虫卵；②虫卵与其他形态类似物的鉴别：虫卵有时很容易与动物细胞、植物细胞以及花粉粒、淀粉粒、油滴等虫卵类似物混淆，也要根据形状、大小、颜色、卵壳以及内含物等五个方面加以鉴别，见表1－1；③必须反复查找观察多个虫卵，才能把握其形态结构；④观察脱蛋白质膜蛔虫卵时光线尤其不宜太强。

三种蛔虫卵的形态可参见彩图1－1。

表1－1　蛔虫卵与粪便中其他虫卵类似物的鉴别

鉴别点	虫卵	形态类似物
外形	有一定的形状	形状不定
大小	有一定的大小范围	大小不等
颜色	棕黄色或无色透明	颜色不定
卵壳	有一定的厚度	无卵壳
内含物	有特征性结构的卵细胞或卵黄颗粒	结构特征不定

(三) 常用检验方法

1. 病原检查

(1) 虫卵的检查　是诊断蛔虫病最重要、最常用的病原学检查方法。

①生理盐水直接涂片法：操作简单，因雌虫的产卵量大，故涂片1张的检出率可达85%，涂片3张的检出率可提高到90%～95%，所以特别适合蛔虫卵的检查。

②水洗沉淀法：所用粪便量大，检出率比较高。但操作繁琐、费时，适合于直接涂片法检查虫卵阴性而又被高度怀疑为蛔虫的感染者。

③加藤厚涂片法：操作简单，检出率高，且可进行虫卵计数，因此常选用此法测定蛔

虫的感染度和进行疗效考核。但有时虫卵形态变异难以辨认，需特别注意识别。

④饱和盐水漂浮法：检出率高于直接涂片法，但未受精蛔虫卵的比重较大，因此难以检出。此法最适用于同时检查宿主是否有其他线虫的混合感染。

（2）虫体鉴定　当成虫、童虫随粪便、呕吐物排出或从其他部位取出时，可根据其形态特征进行鉴定；在感染早期，宿主肺部有症状时，做痰液涂片检查可发现幼虫。

2. 免疫学诊断　由于病原学检查尤其是粪检虫卵简单可靠，因此免疫诊断技术的研究和应用进展较为缓慢。目前所用方法主要有 IHA 以及 ELISA 等检测蛔虫抗体，但大多数尚处于实验阶段。

【医学意义】

受检者粪便中查见蛔虫卵或成虫，痰中查到蛔蚴均可明确诊断蛔虫感染。

食品、水源中查见蛔虫卵表明被粪便污染，不可食用。

【作业】

1. 绘图　受精与未受精蛔虫卵形态结构图。
2. 思考题

（1）列表比较受精与未受精蛔虫卵的区别。

表 1－2　受精与未受精蛔虫卵的区别

区别点	受精卵	未受精卵
外形		
内含物		
卵壳的厚度		
蛋白质膜的厚度		
内含物与卵壳之间的空隙		

（2）有一疑似蛔虫病的患者，多次粪检虫卵阴性，是否可以完全排除蛔虫的感染？为什么？如何进一步确诊？

二、毛首鞭形线虫（鞭虫）

【目的和要求】

1. 掌握鞭虫卵的形态特征及其常用的检验方法。
2. 熟悉鞭虫成虫的形态特征及所致人体病理损害。
3. 了解鞭虫的生活史。

【内容与方法】

（一）示教内容

1. 虫体形态

（1）成虫外部形态浸制标本　肉眼可见虫体形似马鞭，前细后粗，细部约占体长的3/5，体色为灰白色（活体呈暗红色）。雄虫长约30～45mm，尾部向腹面作环状蜷曲，雌虫长约35～50mm，尾端钝圆。

（2）成虫玻片标本　低倍镜下可见虫体的咽管细长，外围念珠状的杆细胞；雌、雄虫体的生殖器官均为单管型；雄虫末端有交合刺1根。

（3）虫卵玻片标本　高倍镜下可见虫卵呈腰鼓形，黄褐色，大小为50～54μm×22～23μm，卵壳较厚，两端各有一透明结节，内含一个卵细胞。

2. 病理标本　鞭虫寄生于结肠壁的浸制标本　肉眼可见虫体前3/5的细段插入肠黏膜内，后2/5粗段悬挂于肠壁外，为半组织型寄生；以虫体为中心的肠壁组织明显增厚，呈环形隆起。

（二）操作内容

鞭虫卵观察　鞭虫卵玻片标本或取鞭虫卵悬液一滴在载玻片上后加盖玻片。先用低倍镜查找到虫卵，然后将其移到视野中心，换高倍镜观察其形态特征。

鞭虫卵形态可参见彩图1－1。

（三）常用检验方法

鞭虫的实验诊断主要依赖于粪便中虫卵的检查。常用的方法有生理盐水直接涂片法、饱和盐水漂浮法、沉淀集卵法及加藤厚涂片法。其中生理盐水直接涂片法最为常用，但由于虫卵较小，所以阴性结果时应连续检查3张涂片以提高检出的阳性率。饱和盐水漂浮法检出率较高。加藤厚涂片法检查同时可以测定鞭虫的感染度和进行疗效考核。

【医学意义】

受检者粪便查见鞭虫卵即可明确诊断鞭虫感染。

【作业】

1. 绘图　鞭虫卵形态结构图。
2. 思考题

（1）了解鞭虫的寄生方式对临床诊治工作有什么指导意义？

（2）鞭虫病患者是否可以通过痰液检查进行确诊？为什么？

三、十二指肠钩口线虫和美洲板口线虫（钩虫）

【目的和要求】

1. 掌握钩虫卵的形态特征；钩蚴培养的操作方法与注意事项。
2. 熟悉成虫的形态特征及所致人体病理损害。
3. 了解丝状蚴的鉴别要点以及土壤中钩蚴的检查方法。

【内容与方法】

（一）示教内容

1. 虫体形态

（1）成虫外部形态浸制标本 肉眼可见两种钩虫均为灰黄色（活体为肉红色），雌虫尾端呈圆锥状，雄虫尾端膨大成交合伞。虫体长约1cm左右，体态细长略弯曲，其中十二指肠钩虫呈“c”形，美洲钩虫呈“s”形。

（2）成虫口囊玻片标本 低倍镜下观察两种钩虫的口囊，可见十二指肠钩虫具有两对钩齿，美洲钩虫具有一对半月形板齿，以此可鉴别两种虫体。

（3）雄虫尾部玻片标本 低倍镜下观察两种雄虫尾部，可见十二指肠钩虫的交合伞略圆，交合刺两根，长鬃状，末端分开；美洲钩虫交合伞略扁，一根交合刺末端形成倒钩，包于另一刺的凹槽内。

（4）丝状蚴玻片标本 低倍镜下可见丝状蚴长约0.5～0.7mm，体表被有鞘膜，口孔封闭，口矛一对，咽管细长，约占虫体长度的1/5。

由于两种钩虫的分布、致病力及对驱虫药的敏感程度都有明显差异，因此明确钩蚴的种别在流行病学、生态学以及防治方面都有实际意义。两种钩虫丝状蚴的鉴别见表1－3。

表1－3 两种钩虫丝状蚴的鉴别

鉴别点	十二指肠钩虫丝状蚴	美洲钩虫丝状蚴
外形	细长，圆柱形，头端略扁，尾端较钝	粗短，纺锤形，头端略圆，尾端较尖
鞘膜横纹	不显著	显著
口矛	不明显，两矛厚度不同，中间距离宽	明显，两矛厚度相似，中间距离窄
肠管	管腔较窄，肠细胞颗粒丰富	管腔较宽，肠细胞颗粒少

（5）虫卵玻片标本 高倍镜下可见虫卵呈椭圆形，无色半透明，大小为56～76μm×35～40μm，卵壳极薄如丝线，卵内通常可见4～8个卵细胞，卵壳与卵细胞之间有一圈均匀、明显的空隙。

2. 病理标本

（1）钩虫钩咬于肠壁上的浸制标本 肉眼可见钩虫咬附于肠壁上，并致散在的出血点及小溃疡。据此可理解钩虫导致宿主慢性失血的原因。

（2）钩蚴性皮炎的照片 幼虫侵入的皮肤可见红色的丘疹、水泡、脓疱。

（3）钩蚴性肺炎的组织切片 镜下可见肺组织中的幼虫及浸润其周围的炎性细胞。

（二）操作内容

1. 钩虫卵观察 用钩虫卵封片标本或钩虫卵悬液制作玻片标本，先用低倍镜查找到虫卵，然后将其移到视野中心，换高倍镜观察虫卵的形态特征。

注意事项 ①钩虫卵无色透明，观察时光线不宜太强；②粪便放置1～2天后，卵内细胞可发育为桑椹期，甚至到幼虫阶段；③仔细观察虫卵结构，注意与脱蛋白质膜的受精蛔虫卵进行区别，见表1－4；④注意与粪便中其他形态类似物的鉴别（参见表1－1）。

可参见彩图1-1。

表1-4 钩虫卵与脱蛋白质膜的受精蛔虫卵的区别

区别点	钩虫卵	脱蛋白质膜的受精蛔虫卵
卵壳厚薄	极薄，似一条丝线	较厚，见两条线
卵细胞数目	4~8个卵细胞	1个
卵壳与卵细胞之间的空隙	一圈均匀、明显的空隙	两端新月形空隙

2. 钩虫成虫玻片标本 低倍镜下观察，注意两种钩虫口囊内吸附器官、交合伞以及交合刺的区别。

（三）常用检验方法

1. 病原检查 病原学检查是诊断钩虫感染的主要途径。可选用饱和盐水漂浮法、直接涂片法、加藤厚涂片法、钩蚴培养法等。饱和盐水漂浮法为钩虫病诊断的首选方法，因钩虫卵较轻，在饱和盐水中容易上浮，检出率较高，且操作简单；直接涂片法虽简便易行，但对于轻度感染者易漏检；加藤厚涂片法既可以提高检出率，又能测定感染度和进行疗效考核，但虫卵有时变异难辨认；钩蚴培养法有试管法与平皿法，仅作感染诊断不作虫种鉴定时均不需显微镜，检出率与饱和盐水漂浮法相似，但需培养5~6天才能得出结果，优点是能依据丝状蚴的镜下结构特点鉴定虫种。

2. 免疫学诊断 免疫学诊断可用于钩虫产卵前的早期诊断或粪便多次检查阴性的疑似钩虫病患者。方法有皮内试验、间接荧光抗体试验、ELISA等，可有2%左右的假阳性，较少应用。

【医学意义】

在受检者粪便中检出钩虫卵或培养出钩蚴，或服驱虫药后粪便淘洗出成虫，可明确诊断钩虫感染。本虫心肺移行时可在痰中检出钩蚴，需与粪类圆线虫鉴别。

【作业】

1. 绘图 钩虫卵形态结构图。

2. 思考题

（1）患者，45岁，农民，近3年来进行性贫血，消瘦，左上腹阵发性疼痛，饥饿时及夜间为甚。近两个月患者自觉乏力、心悸、头晕，活动后加重，来医院就诊。请问：患者可能为何种寄生虫感染？如何提供实验诊断依据？

（2）痰液检查是否可以确诊钩虫病患者？为什么？

3. 采集菜园土壤标本分离培养钩蚴，了解当地施肥与耕种方式，分析检查结果，能进行预防钩虫感染的卫生宣传教育。

四、蠕形住肠线虫（蛲虫）

【目的和要求】

1. 掌握蛲虫卵的形态特征；透明胶纸法检查虫卵的操作和注意事项。

2. 熟悉蛲虫成虫的形态特征。

【内容与方法】

（一）示教内容

虫体形态

1. 成虫外部形态浸制标本　肉眼可见虫体乳白色，雄虫很小，长2～5mm，尾部弯曲，雌虫较大，长约1cm，体中部因内含充盈虫卵的子宫而较宽，略呈长纺锤形，尾端直而尖细。

2. 成虫玻片标本　低倍镜下可见虫体前端膨大的头翼、咽管末端膨大的咽管球以及雄体尾端的一交合刺。

3. 虫卵玻片标本　高倍镜下可见虫卵呈柿核形，一边扁平，一边隆起，无色透明，大小为50～60μm×20～30μm，卵壳较厚，内含有蝌蚪期胚胎。

（二）操作内容

蛲虫卵观察　用蛲虫卵封片标本或蛲虫卵悬液制作标本。先用低倍镜查找到虫卵，然后将其移到视野中心，换高倍镜观察虫卵的形态特征。

注意事项　①虫卵无色透明，观察时光线不宜太强；②在形态上与钩虫卵进行鉴别。参见彩图1－1。

（三）常用检验方法

病原检查是诊断蛲虫感染的主要途径。

1. 肛门拭子法查虫卵　需患儿睡醒后检查。常用的方法有透明胶纸法和棉签拭子法。透明胶纸法操作简单，检出率高，是目前临床诊断和进行流行病学调查的首选方法；棉签拭子法的检查需进行离心沉淀或饱和盐水漂浮，操作过程相对复杂，因此较前者少使用，优点是可以收集保存虫卵。

2. 肛周查成虫　患儿入睡后2小时左右可在肛周检获成虫。

【医学意义】

受检者肛周检出虫卵或成虫皆可明确诊断蛲虫的感染。用具、玩具检出蛲虫卵要进行消毒，以防止感染儿童。异位寄生时可在阴道、腹腔输卵管等检出虫体或虫卵。

【作业】

1. 绘图　蛲虫卵形态图。

2. 思考题

（1）为什么检查蛲虫卵不采用粪便取材？为了确保肛门拭子法查虫卵的阳性率，应注意哪些问题？

（2）联系蛲虫的生活史特点，分析肛周查到的成虫是雌体还是雄体？是否还有其他的途径检获成虫？如何进行检查？分析应用价值。

五、班氏吴策线虫与马来布鲁线虫（丝虫）

【目的和要求】

1. 掌握两种微丝蚴的形态特征；厚血膜法检查微丝蚴的操作与注意事项。
2. 熟悉丝虫所致人体的病理损害。
3. 了解成虫的形态特征以及常用免疫学诊断方法。

【内容与方法】

（一）示教内容

1. 虫体形态

（1）成虫外部形态浸制标本　肉眼可见虫体细长，似丝线，体表光滑，乳白色，雄虫尾部向腹面卷曲成圈，雌虫尾部钝圆。

（2）微丝蚴染色玻片标本（苏木素或姬氏染色）　高倍镜下（必要时可用油镜）可以观察到其形态特点为：①班氏微丝蚴：体态弯曲较自然而柔和；体核为圆形或椭圆形，大小相等，排列整齐，比较分散，容易分清；头间隙的长度与虫体宽度相等或为虫体宽度的1/2；尾部无细胞核。②马来微丝蚴：体态弯曲不自然，较硬直；大小、形状不规则，排列密集，不易分辨清楚；头间隙较长，其长度约等于虫体宽度的2倍；尾部有尾核2个，前后排列。头间隙是鉴别的要点，无论染色不佳还是尾核被虫体覆盖，头间隙都可辨认。

（3）微丝蚴末染色玻片标本　低倍镜下检查到无色透明，反光性较强的线状虫体后再换高倍镜观察虫体大小及体态弯曲情况。

微丝蚴与其他纤维物质的鉴别　纤维物质长短粗细不等，无一定结构，边缘不整齐，两端呈折断状，内部常有纵行条纹。

2. 中间宿主　淡色库蚊是班氏丝虫的传播媒介；中华按蚊是马来丝虫的传播媒介。

3. 病理标本和晚期丝虫病人体征照片　示下肢、阴囊、乳房等部位象皮肿。

（二）操作内容

微丝蚴染色玻片标本（姬氏或苏木素染色）　先用低倍镜观察，红、白细胞呈极小点状物，布满整个视野，微丝蚴为紫蓝色、细小弯曲的线状虫体。高倍镜下（必要时可用油镜）仔细观察微丝蚴的大小、体态、体核的排列、头间隙的长宽比例以及尾核的有无等特征，从而鉴别两种微丝蚴。可参见书末彩图1－1。

（三）常用检验方法

1. 病原学检查　是诊断丝虫感染的主要方法。

（1）血液中微丝蚴的检查 常用的方法有厚血膜法、新鲜血滴法、离心浓集法、乙胺嗪白天诱出法等。厚血膜法检出率高，且可以鉴定虫种，是检查微丝蚴最常用的方法；新鲜血滴法虽因采血量少，检出率低，在诊断上少用，但此法可以观察虫体的活动情况，因此多应用于教学和流行区的卫生宣传；离心浓集法检出率较高，但操作复杂，适用于对可疑患者的确诊，不适用于流行病学的调查；乙胺嗪白天诱出法用于夜间采血不方便的门诊患者，但对低密度感染者易漏检。

（2）体液中微丝蚴的检查 适用于乳糜尿、睾丸鞘膜积液、淋巴液、乳糜腹水等体液中微丝蚴的检查。由于出现上述体征的患者较少，因此在诊断上的应用远不如血液中微丝蚴的检查多。

2. 免疫学诊断 免疫学检测可用于病原检查难度大的轻度感染者和阻塞性病症患者，可辅助诊断，还可用于流行病学调查和防治效果考核。可分为抗体检测或抗原检测。

（1）检测抗体 敏感性高、特异性强的方法有酶联免疫吸附试验（ELISA）、免疫酶染色试验（IEST）、免疫金银染色法（IGSS）以及世界卫生组织推荐使用的免疫色谱技术（ICT）。

抗体阳性表明现有或曾有过丝虫感染。

（2）检测抗原 已有的研究方法包括酶联免疫吸附试验（ELISA）、对流免疫电泳（CIEP）、放射免疫测定（RIA），但检测技术尚处于探索阶段。

由于抗原检测不仅可诊断活动性感染，而且可估计感染度、考核疗效、评价防治措施，因此成为免疫学诊断方法研究的发展方向。

3. 分子生物学技术 近年来开展的 DNA 探针技术，PCR 技术具有很高的敏感性，为丝虫病的诊断开辟了新的途径。

【医学意义】

从受检者的血液或乳糜尿等体液中检出微丝蚴，在淋巴组织中检出成虫，可明确诊断丝虫感染。血中检出微丝蚴的患者和带虫者是丝虫病的传染源。

【作业】

1. 绘图 染色标本中两种微丝蚴的形态。

2. 思考题

（1）分析血液检查微丝蚴阴性结果的原因。血液标本采集应注意什么？

（2）分析目前我国丝虫病防治工作的重点。考虑如何为流行区的监测管理工作提供实验技术的支撑。

六、旋毛形线虫（旋毛虫）

【目的和要求】

1. 掌握旋毛虫囊包的形态特征。

2. 熟悉压片法检查旋毛虫囊包的操作与注意事项。

3. 了解旋毛虫成虫的形态特征。

【内容与方法】

（一）示教内容

虫体形态

1. 成虫染色标本　肉眼可见虫体细小，雄虫大小为1.4～1.6 mm，雌虫为3～4 mm；低倍镜下可见咽管占体长的1/3～1/2，其后段背面有一杆状体，由一列圆盘状杆细胞组成。

2. 旋毛虫囊包染色标本　低倍镜下可见囊包大小约0.25～0.5mm，呈梭形，纵轴与肌纤维平行，内含1～2条卷曲的幼虫。

（二）操作内容

旋毛虫囊包染色或未染色玻片标本观察。

（三）常用检验方法

1. 病原检查　病原检查为确诊的最可靠方法。常用肌肉活组织压片法和人工消化法进行检查。活组织压片法因取材局限，检出率仅能达到50%，尤其对早期感染和轻度感染者极易漏检，故阴性结果不能排除感染的可能；人工消化法可提高检出率，但取材量大，多用于动物旋毛虫病的诊断。

2. 免疫学诊断　免疫学方法是目前临床诊断旋毛虫病的主要辅助手段。一般采用脱囊幼虫或其可溶性成分和分泌物、代谢物作诊断性抗原进行血清抗体检测。主要方法有皮内试验（ID）、皂土絮状试验（BFT）、荧光抗体试验（IFA）和酶联免疫吸附试验（ELISA）等。其中酶联免疫吸附试验具有省时简便、阳性率高等优点，对急性期患者诊断效果理想，目前国内已广泛应用于人与动物旋毛虫病的诊断和流行病学调查。

注意事项　免疫学检查的特点使得其任何一种检查结果都难以作为确诊的依据，为了提高临床诊断的准确度，通常选用2～3种免疫学方法进行检测，同时结合流行病学、患者的病史以及其他的实验室检查结果，进行综合分析。

【医学意义】

对受检者进行肌肉活组织检查发现旋毛虫囊包可明确诊断旋毛虫感染。发现肌纤维横纹消失、间质水肿等病变具有参考意义。群体食源性发病时，吃剩的动物肉中查到旋毛虫囊包有助于判断病因。动物肉检查囊包用于流行病调查。

【作业】

1. 绘图　旋毛虫囊包的形态结构。

2. 思考题　旋毛虫生活史最主要的特点是什么？该特点与虫体的实验诊断有什么关系？

七、其他线虫

【目的和要求】

了解粪类圆线虫、东方毛圆线虫、结膜吸吮线虫及美丽筒线虫与实验诊断相关的虫体形态；广州管圆线虫的诊断方法。

【内容与方法】

1. 粪类圆线虫　粪便中查出杆状蚴或丝状蚴为感染的确诊依据。

幼虫玻片标本　幼虫分杆状蚴和丝状蚴两个时期。低倍镜下可见杆状蚴大小为0.2～0.45mm，具有双球形咽管；丝状蚴较细长，大小为0.6～0.7mm，咽管呈柱状，尾端尖而分叉。

注意粪类圆线虫、钩虫以及东方毛圆线虫的丝状蚴形态相似，但其咽管特点各不相同，据此可对三种丝状蚴进行鉴别，见表1－5。

表1－5　几种丝状蚴咽管特点比较

区别点	粪类圆线虫	东方毛圆线虫	钩虫
咽管长度与体长之比	1:2	1:4	1:5
咽管末端形态	尖而分叉	有小球状物	尖细

2. 东方毛圆线虫　粪便中查见虫卵为感染确诊依据。

东方毛圆线虫虫卵玻片标本　高倍镜下可见虫卵呈长椭圆形，一端较圆，一端较尖，一侧较另一侧稍隆起，无色透明，大小为80～100μm×40～47μm，卵壳很薄，卵内含10～20个卵细胞。

该虫卵与钩虫卵极为相似，应注意鉴别，见表1－6。

表1－6　东方毛圆线虫卵与钩虫卵的区别

区别点	东方毛圆线虫卵	钩虫卵
外形	长椭圆形	规则的椭圆形
卵细胞数目	10～20个卵细胞	4～8个卵细胞
卵壳与卵细胞之间的空隙	两端空隙明显	一圈均匀、明显的空隙

3. 结膜吸吮线虫　从受检者结膜囊、泪管等部位检获成虫即可确诊感染。

成虫玻片标本　肉眼可见虫体细长，体表具有微细横纹，乳白色，半透明，雄虫长为21～62mm，雌虫长为32～150mm；低倍镜下观察雄虫尾端可见2根交合刺形态各异，长短不一。

4. 美丽筒线虫　挑破受检者口腔等寄生移行部位的黏膜，检获成虫即可确诊感染。

成虫玻片标本　肉眼可见虫体细长，乳白色，雄虫长为4.5～15mm，尾端向腹面弯曲，雌虫长为6.2～20mm；低倍镜下可见雌虫尾部不对称，钝锥状，雄虫尾部有不对称的膜状尾翼和长短2根交合刺，左刺细长，右刺甚短。

5. 广州管圆线虫　取受检者的脑脊液镜检获本虫幼虫即确诊，但检出率不高。诊断本病应在病原检查的基础上综合考虑下列因素：①流行病学史：发病前1个月左右有接触或吞噬本虫中间宿主或转续宿主史；②典型的症状与体征：剧烈的头疼和躯体痛觉障碍；③嗜酸性粒细胞明显升高：外周血液和脑脊液嗜酸性粒细胞比例明显升高，超过10%；④皮内试验、酶联免疫吸附试验等免疫学检查结果阳性。

第二节　猪巨吻棘头虫

【目的和要求】

了解成虫的形态特征和中间宿主。

【内容与方法】

（一）示教内容

1. 虫体形态　成虫浸制标本肉眼可见虫体乳白色，圆柱形，体表有明显横纹。雄虫长5～10cm，雌虫长20～65cm。头部吻突呈球形，上有5～6行倒钩。

2. 中间宿主　甲虫类如天牛、金龟子等。

（二）诊断方法

诊断性驱虫以及外科手术发现虫体即可确诊。但诊断通常是依赖于流行病学史、有无进食甲虫、临床表现、治疗效果、免疫学检查结果等综合分析。

【作业】

思考题　为什么猪巨吻棘头虫的实验诊断不宜采用粪便检查虫卵的方法？

（汪晓静）

第三节　吸　　虫

一、华支睾吸虫（肝吸虫）

【目的和要求】

1. 掌握华支睾吸虫成虫、虫卵形态特征。
2. 掌握华支睾吸虫的病原学诊断方法。
3. 熟悉华支睾吸虫的生活史及其中间宿主。
4. 了解华支睾吸虫的免疫学诊断方法

【内容与方法】

（一）示教内容

1. 虫体形态

（1）华支睾吸虫成虫玻片标本　虫体背腹扁平，半透明，前端较尖后端钝圆，有口腹吸盘，口吸盘位于虫体前端，腹吸盘位于虫体前1/5处，食管随后分为两肠支，沿虫体两侧平行延伸至虫体末端，肠管末端为盲端。子宫盘旋位于腹吸盘后方，卵巢分叶，位于子宫之后、睾丸之前。睾丸两个，分支状，前后排列于虫体后1/3处，卵黄腺分布于肠管两侧，从腹吸盘向下延伸至椭圆形的受精囊水平。

（2）幼虫

毛蚴：梨状，大小约32μm×17μm。体表有许多纤毛，体内器官排列不对称，有一袋状消化器官和腊肠样的分泌腺及胚细胞。

胞蚴：袋状，约90μm×65μm，内含许多胚细胞、胚团和正在发育的雷蚴。

雷蚴：与胞蚴相似，1.7mm×0.13mm，体的一端可见咽及原肠，内有胚细胞、胚团和正在发育的尾蚴。

尾蚴：分体部和尾部。体部长椭圆形，前端有棕黑色的眼点1对。单尾型，尾部较长，约为体部的2~3倍，整个虫体呈烟斗状，长尾是华支睾吸虫尾蚴的特征。有背鳍与腹鳍，前者从尾端部起至尾部的后2/3处，后者从尾端部延伸到尾部的后1/3处。

囊蚴：近圆形或椭圆形，大小平均为120μm×140μm，囊壁分两层，外层较厚，内层较薄。囊内的幼虫，有口腹吸盘，排泄囊呈椭圆形或三角形，内含黑褐色折光颗粒。

（3）虫卵　10%甲醛固定保存，制成封片标本。虫卵为人体寄生虫卵之最小，大小为29μm×17μm，低倍镜下似芝麻状，黄褐色，卵壳较厚，前端较窄，有明显的卵盖，与卵盖相接处卵壳稍有突起，称肩峰；后端钝圆，有一小突起，卵壳内含一成熟毛蚴。

2. 中间宿主　第一中间宿主是豆螺、沼螺，为小型水栖螺类，圆锥形，螺体高与宽相近，螺纹少，壳厚，表面光滑。

第二中间宿主是淡水鱼、虾类。

3. 病理标本　感染华支睾吸虫的猫的肝胆管病理标本可见成虫寄生于肝胆管及引起的肝胆病变，肝脏变硬，切面可见扩张的胆小管，有的管腔内有污浊黏稠物，有的胆管内可见华支睾吸虫虫体。

（二）操作内容

1. 成虫标本观察　认识华支睾吸虫具有体形扁平、叶状，有口腹吸盘，雌雄同体，消化道不完整（无肛门）的特点。观察成虫形态大小、注意其结构：口腹吸盘的大小以及腹吸盘的位置；肠支的位置和弯曲情况；睾丸的形态、数目、排列方式；卵巢、子宫、卵黄腺的形态和位置。

2. 虫卵标本观察　虫卵封片标本或用虫卵悬液制作玻片标本。先用低倍镜观察，找到虫卵后再转高倍镜仔细观察虫卵结构。注意虫卵的外形、大小、颜色、卵壳厚薄及附着物（卵盖、肩峰、小突起）、内含物。镜下观察华支睾吸虫卵时要与灵芝孢子、花粉等类似物鉴别。如图1－1，并可参见彩图1－1。

3. 鱼肉压片标本观察　取感染华支睾吸虫的淡水鱼（或虾）肉，置于两张载玻片之间压扁，镜下观察囊蚴的形态结构。新鲜鱼肉内囊蚴仍可活动。如图1－2。

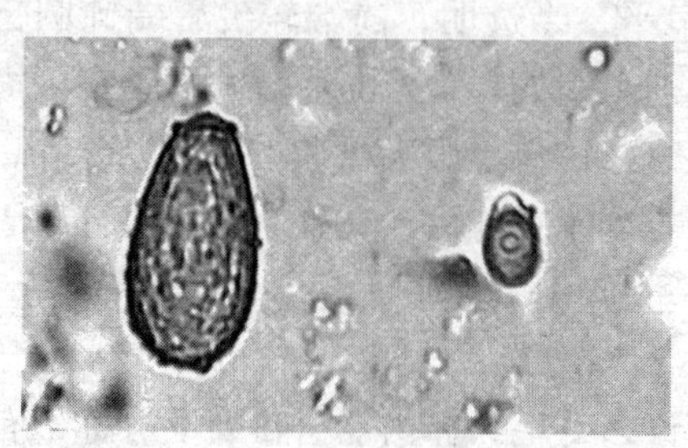

图1－1　华支睾吸虫卵（左）与灵芝孢子（右）的比较

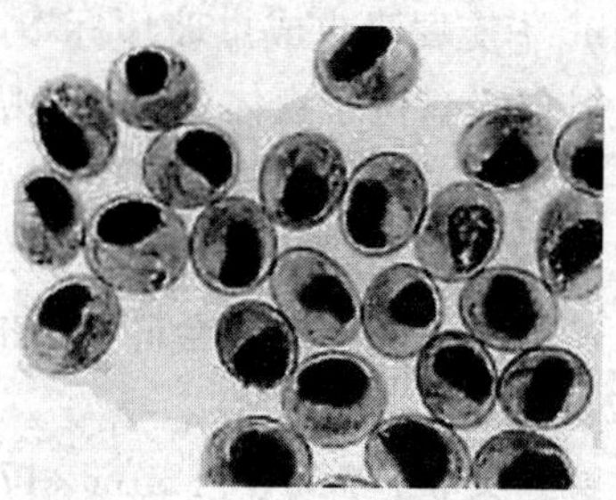

图1－2　华支睾吸虫囊蚴

4. 解剖病猫　从病猫体内取肝胆脏器，肝内胆管查找成虫，取其胆汁镜检虫卵，同时观察肝胆病变。

（三）常用检验方法

以下检验方法，可依据实验室仪器设备的情况和需要选择进行。

1. 病原学检查

（1）粪便检查　可用于华支睾吸虫病患者粪便检查的方法有：

①生理盐水直接涂片法　该检查方法虽操作简单，但由于肝吸虫卵小，所以检出率比较低。

②浓集法　为粪检肝吸虫卵常选用的方法。其中倒置沉淀法、醛醚离心沉淀法和改良加藤厚涂片法效果较好。

倒置沉淀法所用器材少，简便快速，但视野清晰度稍差。醚醛离心沉淀法因乙醚可以使粪便物质吸附于比重较轻的乙醚上浮，并可除去粪便中的油脂和杂质，且福尔马林溶液可固定保存虫卵，维持其形态，所以本检查方法粪渣少、虫卵形态清晰，检出率高，为直接涂片法的20倍以上，但操作较繁琐。改良加藤厚涂片法检出效果也比较理想，并且可以进行虫卵计数，了解感染度，但有时虫卵形态发生改变，辨认困难，应注意识别。

（2）十二指肠引流液的检查　对粪便内查不到虫卵的可疑患者，可用十二指肠引流取胆汁检查，此方法检出率高，但取材难度大，患者不易接受。

2. 免疫学检查　免疫学检查常用于临床辅助诊断和流行病学调查。检测抗体较常用，华支睾吸虫病治疗后抗体下降缓慢，故检测抗体不能作为近期疗效考核指标。检测方法主要有下述几种。

（1）皮内试验（ID）　用成虫抗原给受试者皮内注射观察反应情况，该试验敏感性高，但特异性低，假阳性多，也有假阴性，驱虫后阳性反应也不易消失。可用于本病的流行病学初查。

（2）间接血凝试验（IHA）　用华支睾吸虫抗原致敏血细胞检测血清特异性抗体，

该方法有较高的敏感性和特异性，但是治疗后阴转较慢。

(3) 间接荧光抗体试验（IFAT） 有较高的敏感性，特异性也较高。但与血吸虫病人血清有交叉反应，患者经治疗后抗体转阴较慢，故作为疗效考核欠佳。

(4) 酶联免疫吸附试验（ELISA） 常用于检测血清中特异性抗体，敏感性在80%以上。此方法操作简便、快速、敏感性高、特异性强、重复性好，是目前使用最多的免疫学诊断方法。

以ELISA为基础改进的一些方法如斑点-ELISA（Dot-ELISA）可以简化操作，生物素-亲和素-ELISA（ABC-ELISA）可以提高敏感性。ABC-ELISA检测 IgG_4 的阴性本底降低，更利于结果判断。

(5) 胶体金免疫层析（CGICT）和斑点金免疫渗滤（DIGFA） 胶体金标记技术简便、快速、敏感。以成虫粗抗原、分泌排泄抗原和重组抗原制备胶体金免疫层析（ICT）检测试剂盒，检测患者血清和唾液中特异性IgG，3种抗原的敏感性均为100%。用分泌排泄抗原制备的检测试剂盒在流行区同时检测被检查者的血清和唾液，符合率为92.31%，ICT与ELISA检测血清的符合率为81.54%。ICT简便、快速、准确、安全，尤其是无创性唾液检测，优于血清ELISA检测。斑点金免疫渗滤检测华支睾吸虫病患者血清抗体，阳性率为96.6%。DIGFA与Dot-ELISA两法的符合率达90.9%。

【医学意义】

粪便检查是华支睾吸虫病主要病原学诊断手段。

在送检者的粪便或十二指肠引流液中检出虫卵是确诊华支睾吸虫病的依据。在特殊情况下，如外科手术等在胆囊、胆管中发现虫体或虫卵也可确诊。急性感染早期虫体尚未成熟产卵及胆道完全梗阻时患者粪便查不到虫卵。

在淡水鱼虾中查见华支睾吸虫囊蚴表明有感染性，有助于流行病学调查。

【作业】

1. 绘图 华支睾吸虫虫卵形态图。
2. 对操作内容写一个检验报告。
3. 思考题

(1) 结合华支睾吸虫病的生活史，围绕如何预防华支睾吸虫的感染设计一社区卫生宣传栏。

(2) 如何进行华支睾吸虫病的病原学诊断？为什么华支睾吸虫病的病原学诊断常采用粪便浓集法？

二、布氏姜片吸虫（姜片虫）

【目的和要求】

1. 掌握布氏姜片吸虫成虫、虫卵的形态特征。
2. 掌握布氏姜片吸虫的病原学诊断方法。

3. 熟悉布氏姜片吸虫的中间宿主。

4. 了解布氏姜片吸虫免疫学诊断方法。

【内容与方法】

（一）示教内容

1. 虫体形态

（1）布氏姜片吸虫成虫标本　虫体舌状，肌肉丰富，背腹扁平，长圆形，前窄后宽，呈灰白色，大小约为20～75mm，为人体寄生吸虫之最大者。口腹吸盘大小相差明显，口吸盘小，位于虫体前端腹面；腹吸盘较大，呈倒钟状位于口吸盘之后，二者相距较近。肠管分两支，沿虫体两侧下行，有4～6个弯曲；雌性生殖器官有一分支卵巢，子宫盘曲在卵巢和腹吸盘之间，卵黄腺发达，分布于虫体两肠管外侧；雄性生殖器官有两个睾丸，高度分支呈珊瑚状前后排列在虫体的后端。阴茎袋明显，向前开口于腹吸盘前缘的生殖腔。

（2）幼虫

毛蚴：外形似梨形，周身有纤毛，前端平、宽，后端窄而钝圆，大小为108～126μm×68～78μm，体后有一堆圆形或椭圆形胚细胞或胚细胞团。

尾蚴：由阳性扁卷螺逸出，形似蝌蚪，虫体分体部和尾部，体部椭圆形，有口腹吸盘，尾细长，不分叉，无眼点。

囊蚴：扁圆形，外壁厚薄不均，脆弱易破损，内壁较坚韧，其内部结构基本与尾蚴相似。

（3）虫卵　为最大的人体蠕虫卵，卵圆形，淡黄色，大小约为130～140μm×80～85μm，有一不明显的卵盖，卵壳较薄，内含一个卵细胞和20～40个卵黄细胞。

2. 中间宿主

（1）扁卷螺　呈淡黄色或黄褐色，体小，圆盘状，壳扁平、薄而透明，螺旋在一个平面上旋转。

（2）媒介水生植物　菱角、荸荠（马蹄）、茭白等。

3. 病理标本　姜片虫所致肠梗阻病理标本，肉眼可见被寄生的小肠充满了姜片虫成虫，肠腔堵塞，造成肠梗阻。

（二）操作内容

1. 成虫标本观察　注意口腹吸盘的大小比例、腹吸盘的位置、形状；肠支的位置、弯曲形态；雄性生殖睾丸的形态、数目、排列方式；雌性生殖系统卵巢、子宫、梅氏腺、卵黄腺的位置和形态。

2. 虫卵标本观察　虫卵封片标本或用虫卵悬液制作玻片标本，低倍及高倍镜观察其形态结构。注意大小、卵壳、卵盖以及内容物的特点。可参见彩图1－1。

（三）常用检验方法

以下检验方法，可依据实验室仪器设备的情况和实际需要选择进行。

1. 病原学检查

（1）粪便检查虫卵　布氏姜片吸虫虫卵大，易于识别，用生理盐水直接涂片法可查出大多数患者，但对轻度感染者易漏检；水洗沉淀和离心沉淀等浓集法，可提高检出率，尤其适合轻度感染者；改良加藤厚涂片法检出效果也比较理想，并且可以进行虫卵计数，了解感染度，但有时虫卵形态发生改变，辨认困难，应注意识别。

（2）成虫鉴定　有时可在患者的粪便或呕吐物中发现成虫，依据成虫的形态结构特点进行鉴定。

2. 免疫学检查　免疫学检查对姜片虫早期感染的诊断及流行普查都有较好的应用价值。常用方法有皮内试验和酶联免疫吸附试验，注意综合分析，排除假阴性或假阳性结果。

具体的检验技术见本书第三部分人体寄生虫学检验技术。

【医学意义】

在送检者的粪便中检出虫卵是主要的确诊方法。有时少数患者的呕吐物或粪便中偶可发现成虫亦可确诊。在菱角、浮萍等水生植物中查见姜片虫囊蚴表明有感染性，可感染人和猪，用于流行病学调查。

【作业】

1. 绘图　布氏姜片吸虫虫卵形态图。

2. 思考题

（1）如何预防布氏姜片吸虫感染？

（2）如何理解布氏姜片吸虫对人体肠道造成的机械损伤？

三、卫氏并殖吸虫（肺吸虫）

【目的和要求】

1. 掌握卫氏并殖吸虫成虫、虫卵形态特征。
2. 掌握卫氏并殖吸虫的病原诊断方法。
3. 熟悉卫氏并殖吸虫的中间宿主。
4. 了解卫氏并殖吸虫免疫诊断方法。

【内容与方法】

（一）示教内容

1. 虫体形态

（1）卫氏并殖吸虫成虫标本　成虫经10%甲醛固定，虫体卵圆形，背面隆起，虫体体表有细小体棘，腹面平坦，似半粒黄豆，活时为棕红色，死后灰白色。口吸盘位于虫体前端，腹吸盘在虫体腹面中部稍前，口腹吸盘大小略同。食管短，肠管有3～4个弯曲，位于虫体两侧，至虫体末端变成盲端。卵巢和子宫并列于腹吸盘后呈佛手状分支，子宫内充满了虫卵，呈黄褐色。两个睾丸分支，左右并列于虫体后1/3处。

（2）幼虫

毛蚴：呈梨形或长椭圆形，体表有4排纤毛板，其上密布纤毛。体前端有一简单的顶腺和一神经节团，体后部有大小不一的胚细胞。

胞蚴：成熟胞蚴呈带状，内含胚团及母雷蚴。

母雷蚴：短圆柱形，前端有口、咽、食管及肠管。内含子雷蚴。

子雷蚴：长圆柱形，外形与母雷蚴相似，成熟子雷蚴体内可见不同发育期的尾蚴。

尾蚴：体部椭圆形，尾部短小呈球形，属微尾型尾蚴。体表密布细棘，有口腹吸盘。

囊蚴：球形或椭圆形，直径约为400μm，乳白色，具内外两层囊壁，外层囊壁较薄易破，内层囊壁较厚。内含后尾蚴，具充满黑色颗粒的排泄囊和弯曲肠支。如图1－3。

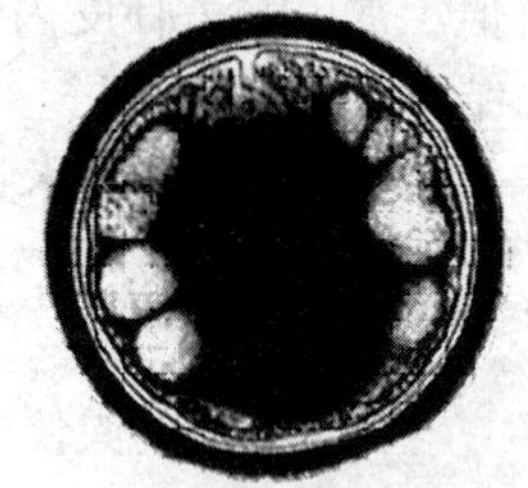

图1－3　肺吸虫囊蚴

（3）虫卵　大小为80～118μm×48～60μm，深黄色，外观椭圆形，有卵盖处最宽，虫卵两侧不对称，一侧稍平，一侧微突，卵壳厚薄不均，内含一个卵细胞和十余个卵黄细胞。

2. 中间宿主

（1）第一中间宿主　川卷螺体中等大小，长圆锥形，黑褐色或黄褐色，壳厚，螺旋粗大，壳面光滑或具肋。

（2）第二中间宿主　石蟹（溪蟹）、蝲蛄。

3. 病理标本　病猫或狗的肺脏病理标本，病猫或狗的肺脏表面可见椭圆形突起之囊状物，内含卫氏并殖吸虫成虫。

（二）操作内容

1. 肺吸虫成虫玻片标本观察　虫体卵圆形，口腹吸盘大小略同，腹吸盘位于体中横线之前。子宫与卵巢并列，两睾丸并列是卫氏并殖吸虫形态构造上的主要特征，借此理解并殖吸虫的含义。

2. 肺吸虫虫卵标本观察　虫卵封片标本或用虫卵悬液自制玻片标本，低倍及高倍镜观察。注意虫卵较大，卵盖明显，卵壳厚薄不匀等特点。参见书末彩图。

（三）常用检验方法

以下列出的检验方法，可依据实验室仪器设备的情况和实际需要进行选择。

1. 病原学检查　从患者痰、粪便查找虫卵，或在肺组织中检获成虫，或在皮肤等活组织中检获童虫即可明确诊断。其中痰液检查虫卵最常用，取待检者清晨咳出的第一口痰或留取24小时的痰液采用直接涂片法或消化沉淀法进行检查。

注意事项　痰液检查时，在典型的铁锈色痰中，除有虫卵外，还可见嗜酸性粒细胞和夏科－雷登晶体；粪便检查时，要与粪便中其他虫卵或物体区别。

2. 免疫学检查

（1）皮内试验　多用于现场普查，阳性率可高达95%以上，但常出现假阳性和假阴性反应。

（2）血清抗体检测　方法较多，如间接血凝试验、酶联免疫吸附试验、间接荧光抗体试验、免疫印渍试验等，均可用于卫氏并殖吸虫病的辅助诊断和流行病学调查，而酶联免疫吸附试验敏感性和特异性高，是目前普遍使用的检测方法。

（3）循环抗原检测　用酶联免疫吸附试验和斑点酶联免疫吸附试验检测体内循环抗原，阳性率高，用于诊断、流行病学调查和疗效考核。

3. 分子生物学检查　PCR 和核酸分子杂交技术诊断肺吸虫感染，具有高度的敏感性和特异性。但因对实验室条件要求高，现开展不多。

【医学意义】

从患者痰、粪便查到虫卵，或者从肺组织中检获成虫即可确诊。在肝脏、腹壁皮下、脑组织等异位寄生的地方检获童虫有助于诊断。在溪蟹、蝲蛄中检查囊蚴可用于流行病学调查。

【作业】

1. 绘图　卫氏并殖吸虫虫卵形态图。

2. 思考题

（1）从患者哪些排泄物中可检出卫氏并殖吸虫虫卵？

（2）为什么卫氏并殖吸虫有异位寄生现象？

四、日本血吸虫（血吸虫）

【目的和要求】

1. 掌握日本血吸虫成虫、幼虫、虫卵的形态特点。
2. 掌握日本血吸虫的病原学诊断方法及免疫学诊断方法。
3. 熟悉血吸虫的中间宿主。

【内容与方法】

（一）示教内容

1. 虫体形态

（1）成虫标本　10% 甲醛固定瓶装标本及染色玻片标本。本虫为雌雄异体，雄虫虫体粗短，常向腹面弯曲，大小 12 ~ 20mm × 0.5 ~ 0.6mm，乳白色，口吸盘位于虫体前端，腹吸盘突出如杯状。虫体前部为圆柱形，从腹吸盘稍后至尾部，虫体变扁平，两侧缘向腹面卷曲形成抱雌沟。肠管在腹吸盘前分为两支，向后延伸到虫体后端 1/3 处汇合成盲管。腹吸盘后虫体背侧有 7 个椭圆形的睾丸，呈串珠样排列。雌虫体细长，约 20 ~ 25mm，虫体后半部因肠管内尚有未消化完的血红蛋白而成暗褐色。卵巢椭圆形位于虫体中部。雌虫体中部常藏于雄虫抱雌沟内，前后端向外伸出，称雌雄合抱。

（2）幼虫标本

毛蚴：血吸虫毛蚴，经卡红染色封片标本。镜下观察，毛蚴前宽后窄，略呈梨形，大小平均约 99μm × 35μm，周身披有纤毛。前端有一锥形顶突，体前部有一袋状顶腺，开口于顶突。

尾蚴：卡红染色封片标本尾蚴大小为 280～360μm×60～95μm，分体部和尾部两部分，体部椭圆形，尾部分尾干和尾叉，尾干的长度为尾叉的 2 倍是其重要特征。

（3）虫卵标本 ①10% 甲醛固定，封片标本。虫卵椭圆形，淡黄色，大小为 70～100μm×50～60μm，卵壳较薄，无卵盖，卵侧有一小棘，但常因虫卵的位置变化，或者被虫卵壳外附着物遮盖而不易看到，内有一毛蚴。②肠黏膜下虫卵分布标本。虫卵沿着肠黏膜血管分布，密集，镜下可见成熟虫卵、未成熟卵和变性死亡虫卵。

2. 中间宿主 血吸虫的中间宿主钉螺，属小型螺类，似螺丝钉，圆锥形，长 10mm 左右，有 6～8 个螺层，螺壳表面有纵肋或光滑无纵肋，螺口外侧的唇嵴是钉螺特征之一。如图 1－4。

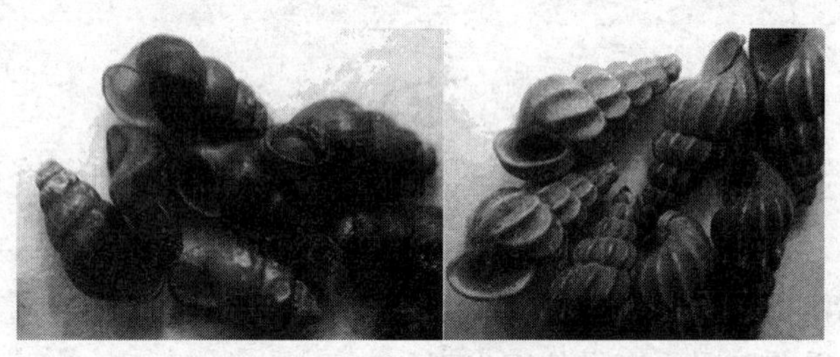

图 1－4 光壳钉螺与肋壳钉螺

3. 病理标本

（1）血吸虫虫卵沉积于兔肝脏的病理标本 该标本为血吸虫病兔的肝脏。肉眼可见肝脏表面凹凸不平，有许多虫卵沉着而形成的灰白色或浅色小颗粒状虫卵结节以及条索状的纤维化区。通过观察，理解日本血吸虫的主要致病阶段是虫卵，肝脏为其主要的沉积和损害部位。

（2）血吸虫寄生于兔肠系膜静脉的病理标本 此标本采自血吸虫感染的病兔，10% 甲醛浸制瓶装标本。肉眼观察可见肠系膜静脉内有呈合抱状态的乳白色粗短的雄虫及暗褐色细长的雌虫。

（二）操作内容

1. 日本血吸虫虫卵观察 虫卵封片标本或用虫卵悬液制作的玻片标本，低倍镜及高倍镜观察。注意卵壳较薄、无卵盖及小棘部位、毛蚴等主要特点。参见彩图 1－1。

2. 活尾蚴观察 取阳性钉螺置 2 张厚载玻片之间压碎后滴加生理盐水，低倍镜观察活尾蚴。注意尾干和尾叉的比例，需避免皮肤接触被感染。如图 1－5。

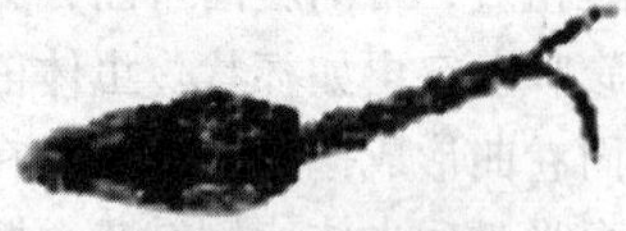

图 1－5 血吸虫尾蚴

3. 技术操作 毛蚴孵化法、环卵沉淀试验。

（三）常用检验方法

1. 病原学检查

（1）粪便检查 直接涂片法操作简单，但检出率低，主要适用于急性血吸虫病和重度感染者；尼龙袋集卵法集卵速度快，虫卵损失少，尼龙袋便于携带，适于大规模普查，但应注意交叉污染；改良加藤厚涂片法适于检测感染度，在流行病学调查和防治效果考核上具有较好的应用价值；毛蚴孵化法能孵化患者全部粪渣中的虫卵，最大限度的发现毛蚴，所以检出率高，但操作复杂、费时，且需具有观察和鉴别毛蚴的经验。应特别注意的是：①粪便要新鲜，应为排出后24小时内的粪便，并要求保证粪量；②温度高，毛蚴孵化快，可用1%食盐水代替清水，以防毛蚴早期孵化；③孵化用水必须是清水，水中含氯、盐、NH_3均影响孵化。如用河水孵化毛蚴，需加热到80℃以上，以杀死水中小生物；④观察孵化出的毛蚴要与水中一些原生动物相区别。原生动物的运动无规律，呈或上或下或摇摆滚动；毛蚴呈直线运动，碰壁转弯。必要时可用吸管口跟踪毛蚴游动后择机吸入，将水分成十几滴滴在载玻片上，用50倍显微镜观察，容易发现。

（2）直肠活组织检查 对慢性特别是晚期血吸虫病患者，因肠壁组织增厚，从粪中查找虫卵较困难，直肠镜活组织检查有助于发现沉积于肠黏膜内虫卵。直肠镜活组织检查发现虫卵只能证明感染过血吸虫，是否有活虫，还需根据虫卵死活进行判断。对未治疗的患者检出的虫卵，不论死活均有参考价值；对有治疗史的患者，如有活卵或近期变性卵，表明受检者体内有成虫寄生。若为远期变性卵或死卵，则提示受检者曾经有过血吸虫感染。注意有出血倾向、严重痔疮、肛裂、极度虚弱的患者不宜做直筒直肠镜检查。纤维结肠镜检查的安全性和舒适性较高。

2. 免疫学检查

（1）循环抗体的检测 常用的方法有：

①环卵沉淀试验（COPT）：是血吸虫病特殊的免疫学诊断方法。发育成熟的虫卵中毛蚴分泌、排泄的物质（SEA）与血吸虫病患者血清中相应抗体结合，在虫卵周围形成特异性免疫复合物沉淀，显微镜下可见折光性的泡状、块状、条索状物，此特征即为阳性反应。该方法可作为防治效果考核和监测疫情的手段。

②间接血凝试验（IHA）：此方法用血量少，操作简便，敏感性达92.1%～98.7%，具有早期诊断价值，缺点为重复性欠佳。与肺吸虫、华支睾吸虫、旋毛虫感染者出现交叉反应。

③酶联免疫吸附试验（ELISA）：敏感性和特异性较高，达95%，可反映抗体水平，重复性好，是目前使用最多的免疫学诊断方法。可用于检测病人、考核疗效、流行病学调查和疫情监测。注意与肺吸虫病和华支睾吸虫病有一定交叉反应。

④间接荧光抗体试验（IFAT）：用成虫或虫卵切片做抗原，加待检血清，经温育、洗涤后再加荧光素标记的抗体，用荧光显微镜观察。镜下显示荧光，表明与抗原切片上结合的待检抗体是特异性的。

⑤酶联免疫印迹技术（ELIB）：是一种分子水平的免疫学技术，特异性和敏感性高，可用于区别各期血吸虫病。

（2）循环抗原的检测 循环抗原的检测具有反映活动性感染、评估虫体负荷和考核疗效的优点。目前在技术手段上基本与检测循环抗体的酶联免疫吸附试验相类似。用从固相免疫测定发展而来的金标免疫渗滤法检测血吸虫循环抗原，具有较高的敏感性和特异性，且快速、简便。

3. 分子生物学检查

核酸探针和 PCR 法检测血吸虫都有应用，敏感性和特异性均比较理想。

【医学意义】

在送检者的粪便中检出血吸虫卵或者孵化出毛蚴，可以明确诊断为急性日本血吸虫感染；直肠黏膜活组织检查虫卵适用于慢性和晚期血吸虫病患者的诊断。

若免疫学检查结果阳性，需注意交叉反应、敏感性和特异性等问题，应结合临床资料综合分析判断。

牛、猪、鼠等保虫宿主的粪便中检出血吸虫卵表明是传染源。

在钉螺中检出血吸虫尾蚴即为有感染性的阳性钉螺，在控制血吸虫病流行上的意义与无血吸虫尾蚴的钉螺完全不同。

【作业】

1. 绘图　血吸虫卵形态图。

2. 思考题

（1）肠黏膜活组织检查发现血吸虫卵，是否可以判定该患者体内有活成虫寄生，为什么?

（2）日本血吸虫与其他吸虫有何形态区别?

（3）结合日本血吸虫的致病特点，根据病程的不同，应采用何种检查虫卵的实验诊断方法?

（李　进）

第四节　绦　　虫

一、链状带绦虫（猪带绦虫）

【目的和要求】

掌握牛带绦虫的头节、成熟节片及妊娠节片的特征构造；囊尾蚴的形态结构；虫卵的形态结构。

【内容与方法】

（一）示教内容

1. 虫体形态

（1）成虫浸制标本　虫体乳白色，体扁较薄呈带状，长约 2～4m，由 800～1000 个节片组成。头节细小，球形，直径约 1mm；近颈部的未成熟节片，宽度大于长度；中部的成熟节片，呈正方形；末端的妊娠节片，长度大于宽度。链体的三类节片是逐渐发育形成，没有绝对分界线。

（2）头节玻片标本　低倍镜下可见头节圆球形，上有四个吸盘。顶端有一顶突，上有两圈大小相间的小钩，数目为 25 ~ 50 个。

（3）成熟节片　低倍镜或放大镜观察。成熟节片内可见雌雄两套生殖器官。雌性生殖器官：在节片正中后 1/3 处有三叶颜色较深椭圆形的卵巢，中间一叶较小。卵巢的后方是滤泡状构造的卵黄腺。卵黄腺与卵巢之间向上伸出一直盲管状子宫，从卵巢发出一根细管状阴道，通向侧缘，开口于生殖腔内。雄性生殖器官：有许多滤泡状的睾丸，其输出管汇集成输精管，与阴道平行，开口于生殖腔内。

（4）囊尾蚴浸制标本　从米猪肉内取出，经福尔马林固定。肉眼可见虫体乳白色，略透明，黄豆大小，囊内充满液体，内可见一个白点即为未翻出的头节。

（5）带绦虫卵标本　虫卵呈圆球形，浅褐色的，卵壳多已脱落，仅见具有放射状条纹的胚膜，内含一个六钩蚴。

2. 囊尾蚴寄生的猪肉标本　肉眼可见在瘦肉中有米粒大、椭圆形、乳白色、半透明、水泡状的囊尾蚴。

（二）操作内容

1. 带绦虫卵标本观察　从虫卵保存液中取一滴涂片，先低倍镜后转高倍镜观察，胚膜内含一个六钩蚴常不易同时见到，可能因保存过久脱落而致。参见彩图 1 - 1。

2. 囊尾蚴染色玻片标本观察　低倍镜下可见头节上有四个吸盘，顶突和小钩，伸出囊外，后部即是囊壁。

3. 妊娠节片玻片标本观察　经染色或从生殖腔注入染液后封片制成。纵贯于节片中央的为子宫，向两侧伸出许多侧支，从侧支根部计数，每侧有 7 ~ 13 个侧支。

（三）常用检验方法

1. 病原学检查

（1）猪带绦虫病的诊断　首先询问病史，有吃生猪肉和排节片史有重要价值。粪便检查可查获虫卵或孕节。粪便用水淘洗，将检获孕节夹在两张载玻片之间轻压后，观察子宫分支情况及数目即可确诊。

（2）囊尾蚴病的诊断　皮下囊尾蚴结节可采用手术活检。眼底镜检查可发现眼部囊尾蚴。

2. 免疫学检查　有助于对深部寄生的囊尾蚴病尤其无明显临床表现的脑型囊尾蚴病患者的诊断。常用方法有 IHA、ELISA 检测抗体，单克隆抗体检测循环抗原等。

二、肥胖带绦虫（牛带绦虫）

【目的和要求】

掌握猪带绦虫的头节、成熟节片及妊娠节片的特征构造；囊尾蚴的形态结构；虫卵的形态结构。

【内容与方法】

（一）示教内容

1. 虫体形态

（1）成虫浸制标本　形态与猪带绦虫相似，但虫体较长约 4 ~ 8m 或更长，且节片较肥厚。

（2）头节玻片标本　低倍镜下可见头节呈方形，仅有 4 个吸盘。

（3）成熟节片玻片标本　低倍镜或放大镜观察，其雌雄生殖器的结构与猪带绦虫相似，但卵巢仅分左右两叶。

（4）牛囊尾蚴浸制标本　肉眼可见其形态与猪带绦虫囊尾蚴相似，体型稍大。

2. 囊尾蚴寄生的牛肉标本　肉眼可见在牛肉中有呈椭圆形、乳白色、半透明、水泡状的囊尾蚴。

（二）操作内容

1. 牛囊尾蚴染色玻片标本观察　低倍镜下可见其头节呈方形，仅有 4 个吸盘。注意与猪囊尾蚴区别。

2. 妊娠节片玻片标本观察　经染色或从生殖腔注入染液后封片制成。子宫树状分支，侧支较对称，每侧有 15 ~ 30 个。

（三）常用检验方法

因为牛带绦虫孕节常自动逸出肛门而检获孕节，肛门拭子法可查到虫卵。粪便可查到虫卵甚至孕节，或粪便淘洗法寻找孕节和头节，判定虫种。

肛门拭子法虫卵检出率高于粪检。

三、细粒棘球绦虫（包生绦虫）

【目的和要求】

1. 熟悉棘球蚴及原头蚴的结构。
2. 了解包生绦虫成虫的形态特征。

【内容与方法】

（一）示教内容

1. 虫体形态　成虫玻片标本经明矾卡红染色制成。低倍镜观察，虫体由 4 节（头颈节、未成熟节片、成熟节片、妊娠节片）组成。头端为梨形，有 4 个吸盘，在顶突上有两圈小钩。末端为妊娠节片，子宫向两侧形成不规则的囊状膨大。

2. 病理标本　棘球蚴寄生于动物肝脏、肺脏的病理标本，以及分离出的棘球蚴。肉眼可见脏器上生有圆形或近圆形或不规则的乳白色囊状体。

（二）操作内容

1. 棘球蚴切片标本观察　低倍镜从外至内依次观察棘球蚴的构造。首先看到具有细胞核的多层假囊壁，此为中间宿主的组织。其次即为棘球蚴的真囊壁，由两层组成：外层为角皮层，乳白色半透明，无细胞核；内层是胚层，有细胞核，为单层细胞组成。胚层上有育囊，囊内可见到内凹的原头蚴。育囊的胚层可分泌角皮层而成为子囊。

2. 棘球蚴砂染色玻片标本观察　棘球蚴砂为圆形，染成深红色，用以观察吸盘及小钩。由于吸盘重叠，常只见两个吸盘。一个原头蚴感染终宿主后可发育为一个成虫。

（三）常用检验方法

1. 病原学诊断 从被寄生的组织中手术取出棘球蚴，或从痰、胸膜积液、腹水或尿等检获棘球蚴碎片或原头蚴等成分即可明确诊断。

2. 免疫学诊断 由于棘球蚴病的病原学诊断难度大，因此免疫学诊断成为重要的辅助手段。抗体检测常用的方法有皮内试验、IHA、ELISA 等，抗原检测则常用 Dot - ELISA。为了提高诊断的准确率，应同时做 2 ~ 3 项免疫学检查以相互弥补不足。

四、微小膜壳绦虫（短膜壳绦虫）

【目的和要求】

1. 熟悉短膜壳绦虫卵的形态结构。
2. 了解短膜壳绦虫成虫的形态特征。

【内容与方法】

（一）示教内容

1. 成虫浸制标本 乳白色，长约 5 ~ 80mm，常由 100 ~ 200 个节片组成。

2. 成虫染色玻片标本

（1）头节 低倍镜观察下可见头节为圆形或菱形，有 4 个吸盘，有一个可伸缩的顶突，上有一圈 20 ~ 30 个小钩。

（2）成熟节片 低倍镜下可见节片宽度大于长度，内有 3 个椭圆形的睾丸，卵巢呈分叶状位于节片中央，卵巢下有卵黄腺，子宫呈袋状。

（3）妊娠节片 低倍镜下可见节片宽度大于长度，内部为好多扩张成圆囊状的子宫，其中含有大量虫卵。

（4）虫卵标本 圆形或椭圆形，无色透明，其中含有一个六钩蚴，六钩蚴被以胚膜，胚膜之外有很薄的卵壳，胚膜两端略隆起，并由此发出 4 ~ 8 条细丝。

（二）操作内容

虫卵标本观察 从感染的鼠或人的粪便中收集，经浓集用福尔马林固定，制成虫卵悬液。制作涂片后观察，先用低倍镜寻找，光线宜暗，找到后再换高倍镜观察。虫卵形态参见彩图 1 - 1。

五、曼氏迭宫绦虫（孟氏裂头绦虫）

【目的和要求】

1. 熟悉曼氏裂头蚴的形态特征。
2. 了解曼氏裂头绦虫卵的形态特征。

【内容与方法】

（一）示教内容

1. 虫体形态

（1）成虫浸制标本　肉眼可见虫体长约1m左右，头节细小，颈节细长，链体上的节片一般宽度大于长度。子宫在节片中部呈螺旋状盘曲。

（2）头节玻片标本　低倍镜下可见头节呈指状，背腹面各有一条纵形的吸槽，是假叶目绦虫的特点。

2. 中间宿主

（1）第一中间宿主　剑水蚤。

（2）第二中间宿主　青蛙、蟾蜍。观察裂头蚴在蛙肉内的寄生情况。

（二）操作内容

1. 虫卵玻片标本　高倍镜下可见虫卵长椭圆形，两端稍尖，呈浅灰褐色，有卵盖，卵壳较薄，内含一个卵细胞和许多卵黄细胞。应注意与肺吸虫卵鉴别。

2. 裂头蚴玻片标本　裂头蚴呈长形，其长度不等，短者不足1cm，长的可达30cm，其宽约在0.1～12.0mm。体前端稍大，具有与成虫相近似的头节。体不分节，但具有横形皱纹。

3. 解剖青蛙找裂头蚴（小组操作）　处死青蛙后，使蛙腹朝上，四肢伸展固定在解剖板上，剪开腹部皮肤，剥去外皮，在大腿肌肉束间寻找裂头蚴，观察幼虫的形态、颜色和活力。

六、缩小膜壳绦虫（长膜壳绦虫）

【目的和要求】

1. 熟悉长膜壳绦虫虫卵的形态结构。

2. 了解长膜壳绦虫成虫的形态特征。

【内容与方法】

（一）示教内容

1. 成虫形态　成虫与微小膜壳绦虫基本相同，但较长大，大小为（200～600）mm×（3.5～4.0）mm，800～1000个节片，全部节片都是宽度大于长度。头节呈球形，无小钩，吸盘4个。孕节内的子宫呈袋状，边缘不整齐，充满虫卵。

2. 虫卵形态　圆形或类圆形，黄褐色，大小为（60～79）μm×（72～86）μm，卵壳较厚，胚膜两端无极丝，胚膜与卵壳之间充满透明的胶状物。内含一个六钩蚴。

（二）操作观察

虫卵观察　长膜壳绦虫卵悬液制作涂片后观察。注意与短膜壳绦虫卵区别。虫卵形态参见彩图1－1。

(三) 常用检验方法

粪便直接涂片或水洗沉淀法检查虫卵。

用定量透明法（即改良加藤厚涂片法）易检出，且可定性和定量。

【医学意义】

除了细粒棘球绦虫外，上述其他绦虫感染均可在粪便中找到相应的虫卵而明确诊断。如发现带绦虫卵，则需依赖孕节、头节等才能区别是猪带绦虫还是牛带绦虫感染。囊尾蚴病、棘球蚴病、裂头蚴病的病原学诊断需组织活检或分泌物中发现虫体。活检困难时，可根据影像学检查和免疫学检查结果，结合临床资料作出分析判断。

【作业】

1. 绘图　带绦虫卵、短膜壳绦虫卵、长膜壳绦虫卵以及原头蚴的形态图。
2. 思考题

(1) 猪带绦虫与牛带绦虫哪一种对人体的危害大？为什么？

(2) 为什么棘球蚴病多分布在我国西北畜牧区？

(3) 人是怎样感染孟氏裂头蚴的？阐述孟氏裂头绦虫生活史过程。

（郑卫东）

第二章　医学原虫

第一节　叶　足　虫

【目的和要求】

1. 掌握溶组织内阿米巴滋养体及包囊的形态特征。
2. 掌握溶组织内阿米巴与结肠阿米巴滋养体及包囊的区别。
3. 掌握检查阿米巴滋养体和包囊的常用方法。
4. 熟悉溶组织内阿米巴的生活史要点。

【内容与方法】

（一）示教内容

1. 溶组织内阿米巴　又称痢疾阿米巴。

大滋养体（铁苏木素染色玻片标本）：虫体圆形或椭圆形，直径约 20 ~ 40μm，内外质分明，外质透明无色，内质灰蓝色颗粒状；细胞核一个，为泡状核，核膜内缘分布有排列整齐、大小均匀的核周染色质粒，核仁居中，较小，圆点状，核仁与核膜之间有时可见浅染的网状核纤维，呈放射状；内质中的红细胞被染成蓝黑色，吞噬红细胞是痢疾阿米巴大滋养体重要特征之一。见图 2 - 1。

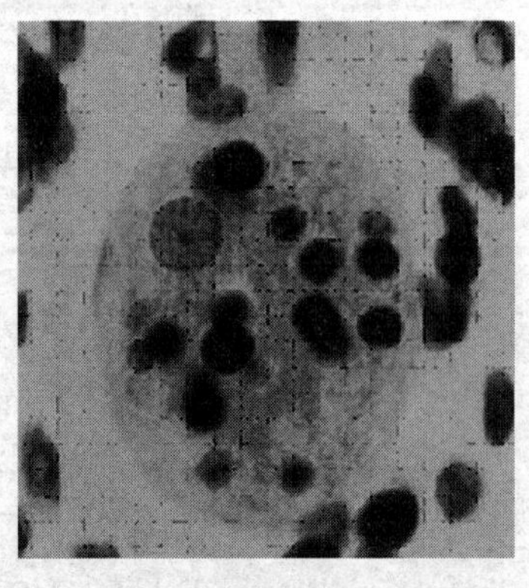

图 2 - 1　溶组织内阿米巴大滋养体

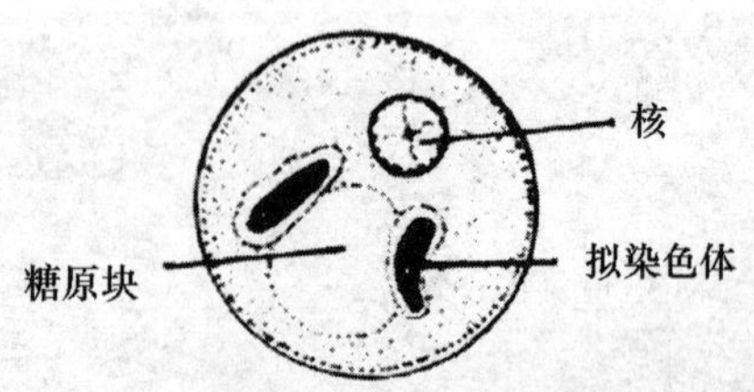

图 2 - 2　溶组织内阿米巴包囊模式图

包囊（铁苏木素染色玻片标本）：圆形，呈蓝灰色，囊壁无色透明，囊内可见1～4个核，核结构同滋养体。在单核或双核包囊中，可见蓝黑色拟染色体，呈棒状，两端钝圆，以及被溶解成空泡的糖原泡；在四核包囊中拟染色体和糖原泡均消失。见图2－2。

包囊（碘液染色标本）：包囊染成棕黄色，未成熟包囊内有棕红色的糖原泡和反光性强、透明的棒状拟染色体。

2. 结肠内阿米巴　与溶组织内阿米巴形态的区别要点：

滋养体（铁苏木素染色玻片标本）：椭圆形，内外质不分明，吞噬有细菌、酵母菌；核仁大，偏位，核周染色质粒粗大，分布不均匀。

包囊（铁苏木素染色玻片标本）：较大，有1～8个核，偶见16个，核结构同滋养体；拟染色体呈草束状或碎片状。见图2－3。

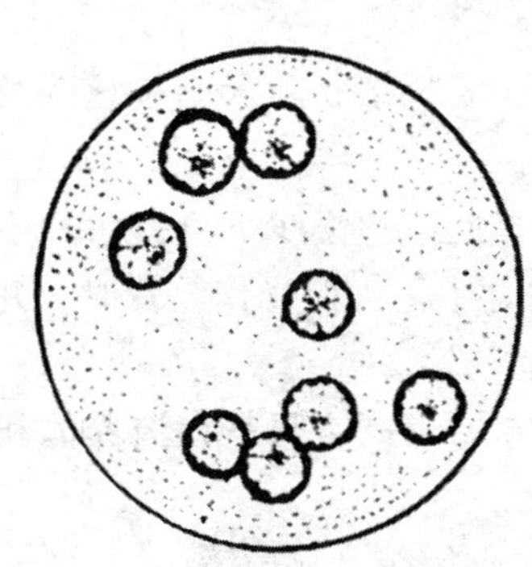

图2－3　结肠内阿米巴包囊模式图

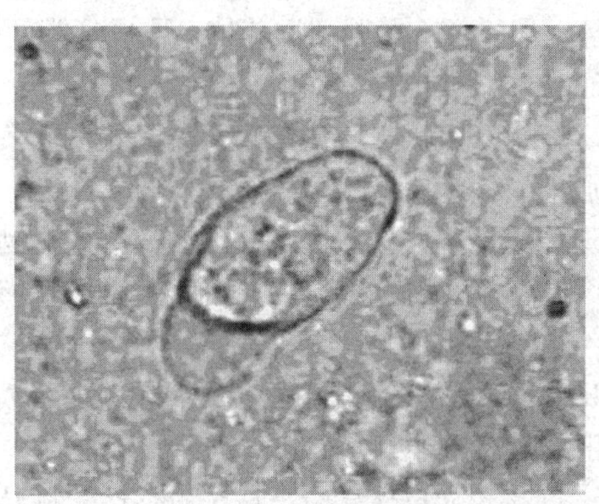

图2－4　阿米巴大滋养体左下伪足形成及运动

3. 阿米巴滋养体活体标本（人工培养的阿米巴）　高倍镜下观察，为透明活动体，注意伪足的形成及运动特点（定向运动），细胞核不易看到。见图2－4。常因室温低或放置较久而运动缓慢。

4. 患者肠壁溃疡病理标本及病理切片标本　特点表现为结肠黏膜面有大小不一的溃疡，溃疡之间黏膜正常。

5. 阿米巴肝脓肿病理标本　肝脏上大的脓肿，可有明显的脓肿壁，为纤维组织所形成，脓腔内有未被溶解的结缔组织，形成肝组织支持架，呈带状贯通脓腔中间。

（二）操作内容

1. 溶组织内阿米巴大滋养体染色标本观察　先在高倍镜下找到体积较大、外缘透明有不规则的伪足、内为颗粒状且有黑色细胞核的物体。将其移向视野中央，在载玻片上滴加镜油一滴，转换油镜观察。观察虫体形状、内外质区分，伪足形状、内质中有无吞噬的红细胞，以及核的结构特征（核仁、染色质粒）。

2. 溶组织内阿米巴包囊染色标本观察　先在高倍镜下找到圆形、外缘有一圈透明囊壁、内有黑色细胞核的物体。将其移向视野中央，在载玻片上滴加镜油一滴，转换油镜观察。观察包囊的形状和大小，核的数目及结构，包囊内有无拟染色体和糖原泡，以及其形状。观察多核包囊时，需要通过调节微调来看清位于不同层面的核。

3. 结肠内阿米巴包囊染色标本观察　观察方法及要点同溶组织内阿米巴包囊，注意两种包囊的区别要点。

4. 包囊碘液染色观察　吸取1~2滴包囊悬液，滴于载玻片上，经碘液染色后进行高倍镜观察。包囊染成棕黄色，溶组织内阿米巴包囊比结肠阿米巴包囊要小，核1~4个，可见核仁，核膜、糖原泡和拟染色体不清晰。参见彩图2-1。

观察包囊必须与人酵母菌或脂肪滴鉴别：人酵母菌形状大小不同，内有较大的空泡；脂肪滴的反光性强，不着色，内无任何结构。

（三）常用检验方法

1. 生理盐水直接涂片法　取脓血粪便、痰、脓液或肠黏膜溃疡边缘活组织查组织型滋养体；取稀便查肠腔型滋养体；取成形粪便查包囊。操作简便，但检出率低；查滋养体时要注意对标本的的保温。

2. 碘液染色法　该法是较常用的检查包囊的方法。需与结肠阿米巴包囊以及白细胞等鉴别。

3. 汞碘醛离心沉淀法或硫酸锌离心浮聚法　用于粪便中包囊少、直接涂片不易发现时，可提高检出率；汞碘醛离心沉淀法收集的包囊可保存1年。但操作较费时，并需配制试剂，还要用到离心机。

4. 铁苏木素快速染色法　染色较费时、费事，技术要求高，只是在滋养体和包囊鉴别有困难时才用。染色有利于虫种的鉴别。

5. 间接荧光抗体试验　该法敏感性和特异性较高；但需荧光显微镜。

6. 间接血凝试验　该法敏感性强，且操作简便；但结果不够稳定，抗原制备较难。

7. ELISA　该法敏感性高，特异性强，重复性好，但对所用抗原要求高。

【医学意义】

在粪便、痰、肝脓肿液或肠黏膜活检等标本中查到痢疾阿米巴大滋养体是确诊的最可靠依据。慢性感染时在成形粪便中可查到包囊。包囊携带者是传染源，在疾病流行传播上有重要意义。

【作业】

1. 绘图　痢疾阿米巴大滋养体和包囊；结肠内阿米巴包囊。

2. 思考题

（1）在痢疾阿米巴病病原学检查中，采取标本时应注意哪些问题？为什么？

（2）痢疾阿米巴主要危害哪些脏器？为什么有很多人是无症状的阿米巴带虫者，而有些人感染后却有严重的临床表现？

（3）列表比较痢疾阿米巴包囊和结肠内阿米巴包囊。

第二节 鞭 毛 虫

【目的和要求】

1. 掌握黑热病原虫寄生于人体内的无鞭毛体的形态特征。
2. 掌握蓝氏贾第鞭毛虫滋养体及包囊的形态特征。
3. 掌握阴道滴虫的形态特征及诊断方法。
4. 了解黑热病原虫的传播媒介白蛉及寄生在白蛉体内的前鞭毛体。
5. 了解以上三种鞭毛虫的生活史。

【内容与方法】

（一）示教内容

1. 杜氏利什曼原虫 又称黑热病原虫。

无鞭毛体，又称利杜体（吉姆萨染色玻片标本）：寄生在被感染者的巨噬细胞内，细胞破裂后可游离在细胞外；呈圆形或椭圆形，染色后虫体胞质呈淡蓝色；有1个较大的球形核，染成红色，位于虫体的一侧；核旁有一细杆状动基体，着色较深。有时可见动基体旁有一点状的基体和丝状的根丝体。

前鞭毛体（吉姆萨染色玻片标本）：呈梭形，红色的核位于虫体中部，紫红色的杆状动基体位于前部，基体在动基体之前并由此发出一鞭毛伸出体外；常以虫体前端聚集成团，排列成菊花状。

2. 蓝氏贾第鞭毛虫

滋养体：呈梨形，前端钝圆，后端尖细，虫体前部中线两侧各有一个卵圆形泡状核，核仁较大，位于中央。两核之间有一对轴柱纵贯虫体，沿轴柱发出4对鞭毛伸出体外。参见彩图2－1。

包囊（铁苏木素染色玻片标本）：椭圆形，蓝灰色，囊壁较厚，透明无色，囊内可见2～4个细胞核，常偏于包囊的一端，核仁明显，囊内可见残留的鞭毛轴柱。参见彩图2－1。

3. 阴道毛滴虫

滋养体（吉姆萨染色玻片标本）：梨形或卵圆形，细胞质淡蓝色，内有许多淡红色的染色颗粒。虫体前1/3处有一个染成紫红色的椭圆形细胞核，大而明显；虫体前端伸出4根前鞭毛，另有1根后鞭毛自前向后和体侧的波动膜外缘相连，与波动膜等长，波动膜长度不超过虫体一半；1根轴柱由前向后纵行贯穿虫体，从末端伸出。

观察示教的镜下标本时不要移动视野，看不清标本时报告老师来处理。

（二）操作内容

1. 杜氏利什曼原虫无鞭毛体玻片标本 先在低倍镜下找到涂片染色均匀的部位，再换油镜观察。在巨噬细胞内部或周边查找，注意虫体的形状、大小及和核、动基体的结构特点等。一般仅见细胞核与动基体，见图2-5。

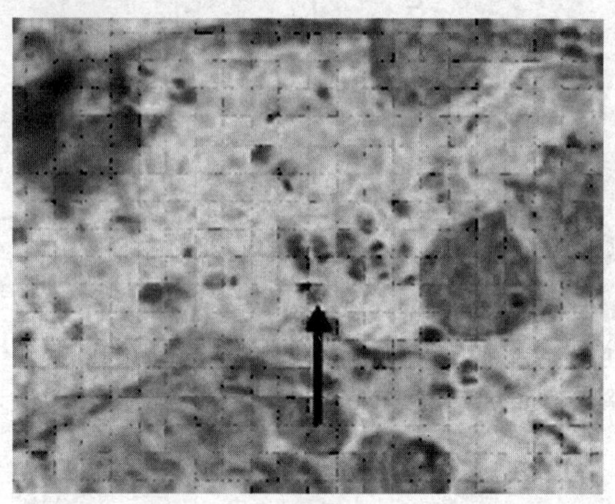

图2-5　杜氏利什曼原虫无鞭毛体照片（箭头所指）

2. 蓝氏贾第鞭毛虫包囊玻片标本　先在高倍镜下找到椭圆形、外缘有一圈透明囊壁、内有黑色细胞核的物体。将其移向视野中央，转换油镜观察。观察包囊的形状和大小，核的数目与形态以及轴柱、鞭毛等结构。

3. 阴道毛滴虫滋养体玻片标本　先在低倍镜下找到涂片染色均匀的部位，再换油镜观察。注意观察其鞭毛、波动膜、核、轴柱等结构。见图2-6。

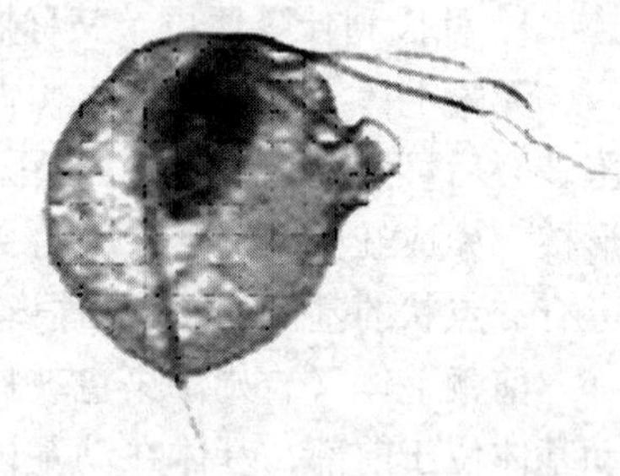

图2-6　阴道毛滴虫照片

（三）常用检验方法

1. 生理盐水直接涂片法　取腹泻患者的水样稀便查蓝氏贾第鞭毛虫滋养体，取成形便查包囊；取阴道分泌物查阴道毛滴虫滋养体。操作简便，查蓝氏贾第鞭毛虫滋养体检出率较低；查阴道毛滴虫滋养体检出率较高，但冬季要注意保温。

阴道分泌物中如不能观察到活的阴道毛滴虫滋养体，则做染色后镜检，过程较复杂，但可观察阴道细胞和微生物相，了解清洁度。在阴道分泌物的涂片中查找滋养体时，还能找到大而多角的阴道上皮细胞、小而圆的白细胞以及聚集成堆的脓细胞等，应注意鉴别。

2. 碘液染色法　用于粪便检查蓝氏贾第鞭毛虫包囊，碘液染色后包囊呈棕色，轴柱明显，可见核2~4个。

3. 骨髓或淋巴结穿刺　黑热病患者取骨髓或淋巴结穿刺物作涂片，经吉氏或瑞氏染色后镜检；骨髓穿刺简便安全，淋巴结穿刺最安全，但检出率较低，常在考核疗效和追踪观察复发时采用。观察杜氏利什曼原虫无鞭毛体时，见到游离于巨噬细胞外的利杜体，须与血片中的血小板区别。

4. 免疫学方法　如ELISA、间接血凝试验、对流免疫电泳、间接荧光抗体试验等都可用于杜氏利什曼原虫、蓝氏贾第鞭毛虫、阴道毛滴虫的诊断。

5. 聚合酶链反应、DNA 探针　这些方法可用于黑热病和阴道毛滴虫的诊断。

【医学意义】

在疑似患者的送检标本中查到以上病原体即可确诊。免疫学及分子生物学的方法对黑热病的诊断有很大帮助。对于杜氏利什曼原虫，应注意其传播媒介白蛉的分布，与流行和防治密切相关。

【作业】

1. 绘图　杜氏利什曼原虫无鞭毛体；蓝氏贾第鞭毛虫滋养体和包囊；阴道毛滴虫滋养体。

2. 思考题

（1）从取材、操作过程和诊断依据等，简述实验诊断黑热病的方法。

（2）试述蓝氏贾第鞭毛虫、阴道毛滴虫的诊断方法、生活史特点及防治原则。

（林　梅）

第三节　孢　子　虫

一、疟原虫

【目的和要求】

1. 掌握红内期间日疟原虫各期和恶性疟原虫小滋养体和配子体的形态特征。
2. 熟悉厚、薄血片的制作方法及其优缺点。
3. 通过实验加深理解间日疟原虫的生活史。
4. 了解三日疟和卵形疟的形态特点。

【内容与方法】

（一）示教内容

1. 间日疟原虫（Pv）薄血膜染色玻片标本

（1）小滋养体（环状体、早期滋养体）　小滋养体的细胞质呈环状染成蓝色，细胞核圆点状呈红色，在环的一边，虫体像一个红宝石戒指。小滋养体的大小约占红细胞直径的1/3～1/4 左右。一般 1 个红细胞寄生 1 个小滋养体，1 个环 1 个核，偶见 1 个红细胞内有 2 个小滋养体寄生。

（2）大滋养体（晚期滋养体）　小滋养体进一步发育为大滋养体，体积明显增大。细胞质不规则并伸出伪足，出现黄褐色的疟色素颗粒。核增大仍为圆形或类圆形，被寄生的红细胞胀大，常见有红色小点即薛氏小点。

（3）裂殖体　有未成熟与成熟两种形态。未成熟裂殖体的核数目较少，一般为 2～6 个，核的形态与大小可不同，细胞质未分开。成熟裂殖体为 12～24 个形态与大小相似的裂殖子，每个细胞核都有单独包绕的细胞质。此时的疟色素集中在虫体中央或一侧。

（4）配子体　配子体呈圆形，大小接近红细胞，有雌雄之分，疟色素分散在细胞质中，核一个。雌配子体较大，核致密而小多位于虫体边缘。雄配子体较小，核较疏松多位于虫体中央。

2. 恶性疟原虫（Pf）薄血膜染色玻片标本

（1）小滋养体　环较纤细，常位于红细胞的边缘，直径约为红细胞直径的1/5～1/6，往往1个环有2个核，1个红细胞内常见2个以上疟原虫寄生。

（2）配子体　细胞质蓝色呈香蕉形，核红色位于虫体中部。雌配子体两端较尖较细长，核致密而小。雄配子体两端钝圆较粗短，核较疏松色浅偏大。疟色素散布于虫体或核的周围。

3. 间日疟原虫和恶性疟原虫厚血膜玻片标本　由于血膜较厚红细胞又被溶血破坏，容易发现疟原虫。但是疟原虫的形态多不典型，红细胞又不存在，所以鉴别虫种较困难。

4. 其他各期疟原虫薄血膜染色玻片标本

（1）子孢子　从感染性按蚊的涎腺获得子孢子染色标本，在高倍镜下观察，子孢子呈细长梭状，内含一个紫红色的核。

（2）孢子囊　解剖感染性按蚊胃部制成固定标本，在低倍镜下观察，可见在蚊胃壁上布满圆形、边缘规则的孢子囊。

（3）红外期裂殖体　患疟疾的猴的肝脏切片，油镜下可见圆形的裂殖体，内含大量裂殖体。

5. 三日疟原虫薄血膜染色玻片标本

（1）大滋养体　其特点是呈带状。

（2）裂殖体　内含6～12个裂殖子，呈单瓣菊花状排列，疟色素聚集于中央。

（3）配子体　与间日疟原虫的配子体形态相似，但被寄生的红细胞不胀大。

6. 按蚊针插标本（肉眼观察）　按蚊是疟疾的传播媒介，翅膀前缘上有黑白斑点，详见介绍节肢动物的章节。

（二）操作内容（学生操作观察）

1. 油镜观察疟原虫染色玻片标本

（1）每人发间日疟及恶性疟原虫染色玻片各一张，为厚薄血膜混合制作。

（2）操作注意要点

①拿到玻片标本要注意辨认将涂有血膜的一面朝上。

②开始先用低倍镜调好焦距和光线，并将血涂片快速扫描一遍，对染色情况以及红细胞有无溶血的分布状况做到心中有数。

③接着用油镜先观察厚血膜，判断有无疟原虫。如果有疟原虫而不能区别虫种，就到薄血膜的未溶血处寻找到疟原虫，进行虫种鉴定。要多寻找疟原虫观察，排除两种疟原虫混合感染。

④下课前要用擦镜纸把油镜头上的油擦掉。有油的标本玻片用乙醚冲洗干净再放好。不得用擦镜纸直接擦无盖玻片的玻片标本上的油。

（3）油镜观察时要注意疟原虫与白细胞、血小板的区别，疟原虫与杂质的区别也很重要，见表2－1。

（4）间日疟原虫与恶性疟原虫的区别见表2－2，形态参见彩图2－2。

表2－1　疟原虫与杂质的区别表

	疟原虫	杂质
形态	不同种、不同期的疟原虫都有特定的形态，熟记后才可与白细胞或杂质区别	无特定形态；染料产生的杂质多为颗粒状
颜色	染色正常的疟原虫细胞核为红色，细胞质为蓝色。即使染色偏碱性时红细胞和疟原虫都为蓝色，疟原虫的细胞核也比细胞质颜色要深，呈深蓝或黑色。	一般颜色均匀，呈全部棕色，或全部黑色或蓝色。大小相近数量多的蓝色颗粒往往是染料沉淀
分布位置	疟原虫在红细胞内寄生，镜下观察与红细胞一般处于同一平面。	杂质一般浮在红细胞上面或在红细胞外也有分布

表2－2　间日疟原虫与恶性疟原虫的区别表（薄血膜）

	间日疟原虫	恶性疟原虫
小滋养体	圆形，环较大，占红细胞直径1/3～1/4。多位于红细胞中央；1个环大多1个核，少见1个红细胞内有2个以上疟原虫寄生	圆或扁圆、梭形，环较小，占红细胞直径1/5～1/6，多位于红细胞边缘；往往1个环有2个核，1个红细胞内常见2个以上疟原虫寄生
大滋养体和裂殖体	常见，大滋养体形态不规则并伸出伪足	少见，一般外周血不出现；大滋养体可呈圆形
配子体	圆形	香蕉形
被寄生的红细胞的变化	除了小滋养体期外，其他各期红细胞都胀大，可见细小鲜红的薛氏点	红细胞不胀大，可见粗大紫红的茂氏点

（三）常用检验方法

具体的检验技术方法内容见本书第三部分人体寄生虫学检验技术。

1. 病原学诊断　厚、薄血膜染色镜检是最好最常用的病原学诊断方法。血液中检出疟原虫是确诊疟疾的最可靠依据。恶性疟在发作开始时采血，间日疟在发作后数小时至10余小时采血能提高检出率。取外周血制作厚、薄血膜，经姬氏或瑞氏染液染色后镜检疟原虫。薄血膜上的红细胞仅一层，疟原虫形态完整、典型，容易识别和鉴别虫种，但疟原虫的数量较少，容易漏检。厚血膜红细胞有数层，疟原虫数量较多，易检获，但染色过程中红细胞溶解，原虫形态有所改变，虫种鉴别较困难。一般采用在同一张玻片上做厚、薄两种血膜，如果在厚血膜查到疟原虫即可报告医生，以便尽早抗疟治疗，然后慢慢检查薄血膜，以鉴定虫种。姬氏染色比瑞氏染色效果好，但染色需时较长。

注意事项　①血检疟原虫要注意收集患者的临床资料，注意采血时间、涂片及染色的正确操作，并注意将疟原虫与血细胞或染料杂质等物相区别。②一次血检阴性不能就否定疟疾的诊断，需多次采血检查。

2. 免疫学诊断

（1）抗体的检测　常用的方法有间接血凝试验、间接荧光抗体试验和酶联免疫吸附试验等。由于疟原虫抗体比原虫血症出现的时间晚 1 周，因此在临床上无早期诊断价值。疟原虫抗体在患者治愈后仍可持续存在，且存在个体差异，因此检测抗体主要用于疟疾的流行病学调查、防治效果评估及输血对象的筛选。

（2）抗原的检测　常用的方法有放射免疫试验、酶联免疫吸附试验等。检测到疟原虫的循环抗原说明受检者有疟原虫活动性感染，即现症感染，需抗疟治疗。

3. 分子生物学诊断　分子生物学检测用于疟疾的诊断已有多年，其突出的优点是敏感性高，是今后的发展方向。用 PCR 技术扩增间日疟原虫 DNA 特定片段，其敏感性远超过核酸探针。

【医学意义】

从患者的血液中检出疟原虫是疟疾确诊的依据。血液中检出配子体者即为传染源。从流行区无症状的人血液中检出疟原虫即确定为带虫者，也要给予抗疟治疗。免疫学检测常用于疟疾的流行病学调查。

【作业】

1. 绘图　用彩色铅笔绘出实验所见间日疟原虫与恶性疟原虫红内期的形态。

2. 思考题

（1）怎样制作一张满意的薄血膜染色片？

（2）间日疟原虫与恶性疟原虫的在薄血膜染色片上的形态有什么区别？

二、刚地弓形虫

【目的和要求】

1. 认识弓形虫滋养体、假包囊、包囊的形态特征。

2. 了解弓形虫的生活史。

3. 了解机会致病寄生虫的概念。

【内容与方法】

（一）示教内容

1. 弓形虫滋养体、假包囊　所选标本为接种弓形虫的小白鼠腹腔液涂片姬氏染色标本。在油镜下可见滋养体散在或在细胞内外成堆分布，滋养体呈弓形，一端较尖，一端钝圆；一般长 4 ~ 7μm，也有更长一点的，宽一般 2 ~ 4μm。细胞核位于虫体中央或靠钝圆的一端，呈红色；细胞浆呈蓝色。这些急性感染期的滋养体又称速殖子，在细胞内成堆分布，无囊壁，称为假包囊。参见彩图 2 – 3。

2. 弓形虫包囊　呈圆形，直径 5 ~ 100μm，可见较厚的囊壁，囊内的滋养体又称缓殖子，有数个至数百个。包囊出现在慢性感染者的组织细胞内。

3. 囊合子　又称卵囊，呈卵圆形，有双层囊壁，光滑；微带绿色。成熟囊合子内含 2 个孢子囊，每个孢子囊内含 4 个长形、微弯的子孢子。

（二）操作内容

弓形虫玻片标本观察：所选为人工接种弓形虫的小白鼠腹腔液涂片姬氏染色标本。先低倍镜寻找细胞分布较多、形态染色较好的地方，再油镜观察弓形虫的滋养体、假包囊。弓形虫形态参见书末彩图。

（三）常用检验方法

1. 病原学诊断　结果阳性可以确诊，但是阳性率较低。病原学诊断方法有：

（1）组织和体液检查　淋巴结等组织活检后可印片或切片，染色后检查弓形虫。体液包括脑脊液、胸水、腹水、羊水、血液等，离心后沉淀物涂片，吉姆萨染色检查。

（2）动物接种分离　将体液接种到小白鼠腹腔，数天后发病，取腹水涂片。此法简便易行，效果好。

（3）细胞培养　有条件的实验室可开展。

注意事项　①组织和体液中的弓形虫检出率较低，如先将标本进行小白鼠腹腔接种，可大大提高检出率。②弓形虫滋养体很容易自溶破坏形态，可先将标本加甲醇固定涂片，自然干燥后进行姬氏染色。

2. 免疫学诊断　免疫学诊断要求试剂质量高，操作规范，否则可有一定的假阳性和假阴性，结果应结合临床资料作出判断。

方法有弓形虫染色试验、间接血凝试验、间接荧光抗体试验、酶联免疫吸附试验（ELISA）等。弓形虫染色试验是经典的弓形虫免疫学诊断方法，由于需要活的弓形虫滋养体，现已基本不用。间接血凝试验操作简便，结果可靠，但因敏感性不高目前也少用。间接荧光抗体试验需荧光显微镜。ELISA 较常用，一般测定弓形虫抗体 IgG、IgM 及循环抗原 cAg 三项指标；最好每份血清在每项指标中测 2 孔取其均值，同板设阳性及阴性对照孔，并用酶标仪判定结果，以避免肉眼判断造成的误差。ELISA 检测结果的意义：

（1）IgG +：表示既往感染，用于流行病学调查弓形虫感染率，无临床意义。

（2）IgM +：表示新近感染，有临床意义。

（3）cAg +：表示新近感染、活动性感染，有临床意义。

3. 分子生物学诊断　PCR 检测弓形虫 DNA，敏感性极高，也可因污染造成假阳性，对实验室要求高，有条件的实验室可开展。当免疫功能抑制或缺陷时，机体反应的抗体较难测，这时 PCR 检测在诊断上有很大的优势。

【医学意义】

人工流产的畸胎组织中检出弓形虫是畸胎病因的有力证据。怀孕早期的孕妇羊水中检出弓形虫，或者血清弓形虫 IgM 抗体阳性或 cAg 阳性，均应考虑终止妊娠。

后天感染一般为隐性感染，也有发病的。因弓形虫可以侵犯众多组织器官，易误诊为其他疾病，这时在患者的体液或者组织中检出弓形虫是纠正误诊的有力证据。在胸水、腹水、血液、骨髓、脑脊液、淋巴结等都有检出弓形虫的报道，一组诊断为中风而疗效差的患者，由于脑脊液中检出弓形虫而纠正了误诊。

【作业】

1. 绘图　弓形虫滋养体数个。
2. 思考题
(1) 弓形虫对人有哪些危害？什么是机会致病寄生虫？
(2) 试述弓形虫滋养体、假包囊、包囊的形态特征。
(3) 如何诊断弓形虫感染？

三、卡氏肺孢子虫（肺孢子虫、肺孢子菌）

【目的和要求】

1. 掌握肺孢子虫包囊的形态。
2. 熟悉肺孢子虫肺炎的诊断方法。

【内容与方法】

（一）示教内容

肺孢子虫包囊和滋养体标本（姬姆萨染色）　油镜观察包囊的囊壁不着色，呈一圈空白，圆形或卵圆形，直径4～6μm。成熟包囊内有8个香蕉形囊内小体，囊内小体的胞质浅蓝色，胞核紫红色。一般在油镜下仅见囊内8个紫红色小点。参见彩图2－3。

肺孢子虫滋养体大小为2～5μm左右，可多种形态，胞质呈淡蓝色，核呈紫红色。

（二）操作内容

取肺孢子虫包囊姬姆萨染色玻片标本，用油镜观察，注意包囊很小，典型的内部可见8个囊内小体。有时在一张涂片中可见到肺孢子虫滋养体。肺孢子虫包囊形态参见彩图2－3。

（三）常用检验方法

1. 病原学诊断　在患者呼吸道分泌物中找到卡氏肺孢子虫包囊为确诊肺孢子虫肺炎的依据。

(1) 痰液检查　安全简便无损伤，但检出率较低，约30%左右。可留取24h全部痰液、超声雾化吸入3%～5%的高渗盐水刺激咳嗽等方法获得较多痰液。

(2) 纤维支气管镜检查　支气管肺泡灌洗液的检出率一般为85%左右，纤维支气管镜的刷检物及肺活检的检出率可达95%。如患者能耐受纤维支气管镜检查，则可选用。

(3) 肺组织活检　检出率高，包括肺穿刺活检、纤维支气管镜肺活检和开胸肺活检等，为侵入性创伤性操作。

肺穿刺活检、开胸肺活检等方法虽然肺孢子虫的检出率较高，但有出血、气胸等并发症风险，需综合各方面情况慎重考虑。

肺孢子虫标本常用的染色方法有姬姆萨（Giemsa）染色、甲苯胺蓝（TBO）染色、果莫里六亚甲基四胺银（GMS）染色等。姬姆萨染色简便，囊内小体清晰，易与真菌鉴别，缺点是背景中其他组织也相同颜色，辨认较费时。后两种染色包囊为不规则的球形，囊壁着蓝紫或黑的深色，与淡色背景对比强，易发现，但是囊内小体都不着色。GMS 染色对肺孢子虫包囊的诊断价值较高。运用肺孢子虫的单抗进行免疫组化染色，大大提高了诊断的敏感性与特异性。

2. 免疫学诊断　用间接荧光试验、ELISA 方法等检测血清抗体。隐性感染者抗体阳性率亦可相当高，故临床诊断意义不大。

3. 分子生物学诊断　DNA 杂交和 PCR 具有高度的敏感性和特异性，已用于诊断肺孢子虫感染。

【医学意义】

在患者的痰或肺组织中找到肺孢子虫包囊为确诊肺孢子虫肺炎的依据。肺孢子虫肺炎是免疫缺陷者如艾滋病及器官移植后常见的致死病因。大约有 1% ~10% 的正常人为肺孢子虫携带者，可成为传染源。

【作业】

1. 绘肺孢子虫包囊。
2. 思考题

（1）试述肺孢子虫肺炎的实验诊断方法。

（2）肺孢子虫包囊的形态有什么特点？

四、隐孢子虫

【目的和要求】

1. 掌握隐孢子虫卵囊形态特征。
2. 熟悉隐孢子虫肠炎的实验诊断方法。

【内容与方法】

（一）示教内容

隐孢子虫卵囊：所选为粪便涂片，改良抗酸染色或金胺－酚－抗酸染色法，用油镜观察。形态参见书末彩图 2－3。卵囊圆形，直径 4 ~7μm，成熟囊内可见 4 个子孢子。典型的囊内可见 2 ~4 条香蕉形的子孢子，也有不规则形的，有时可见黑色残留体。

改良抗酸染色法可见蓝绿色背景中卵囊呈玫瑰红色或紫红色，对比明显，香蕉形子孢子常见。粪便标本中非特异性颗粒亦呈红色圆形，应鉴别。酵母菌显深蓝色。

金胺－酚－改良抗酸染色法可见油镜下见淡紫红色背景中卵囊呈深紫红色，对比不明显，非特异性颗粒染成蓝黑色。本法在荧光显微镜下卵囊乳白或淡绿色，可见一层囊壁，内有括弧状发光物。酵母菌不显色。

（二）常用检验方法

1. 病原学诊断

取粪便或肠黏膜刮拭物涂片，改良抗酸染色后用油镜观察，或者金胺－酚染色后用荧光显微镜观察。注意隐孢子虫卵囊与非特异性颗粒、酵母菌的鉴别。现多先用金胺－酚染色后，再用改良抗酸染色，卵囊呈玫瑰红色，非特异性颗粒蓝黑色，二者容易区别。

粪便标本浓集可提高卵囊检出率，可用蔗糖溶液浮聚法。

2. 免疫学诊断　有免疫荧光法和 ELISA 法等。用 ELISA 法测定患者血清中隐孢子虫抗体，敏感性很高。应用免疫荧光单克隆抗体可检测粪便标本中的隐孢子虫卵囊。

3. 分子生物学诊断　可用 PCR 法检测隐孢子虫特异 DNA，敏感性、特异性均高。

【医学意义】

腹泻患者的粪便中检出隐孢子虫卵囊是隐孢子虫肠炎的确诊依据。从患者的胆汁、胰腺液或肝活检找到隐孢子虫卵囊亦可明确诊断。隐孢子虫可为免疫功能正常者的腹泻病因之一，而免疫缺陷者如艾滋病人往往发展为严重的水样泻，并可导致死亡。

【作业】

1. 绘改良抗酸染色隐孢子虫卵囊的形态。

2. 思考题

试述隐孢子虫肠炎的实验诊断方法。

（王益明）

第三章　医学节肢动物

第一节　昆　虫　纲

昆虫纲是动物界种类最多、数量最大的类群，与人类关系极其密切，为医学节肢动物中最重要的部分，主要特征：身体分头、胸、腹3部分；头部有触角1对；胸部有足3对。主要有蚊、蝇、蚤、虱、臭虫、蜚蠊等。

一、蚊

蚊是热带、亚热带主要的吸血昆虫。蚊孳生于水田、池塘、环流清水、污水和容器积水等水体中，雌性以血液作为食物，而雄性则吸食植物的汁液。吸血的雌蚊传播疟疾、丝虫病、流行性乙型脑炎、登革热等疾病，另外还可引发皮肤瘙痒。主要的蚊种有库蚊、伊蚊、按蚊三属。

【目的和要求】

1. 掌握蚊的一般形态特征。
2. 了解蚊的生活史各期的形态特点。
3. 了解按蚊、库蚊、伊蚊三属蚊种的鉴别。

【内容与方法】

（一）示教内容

1. 雌蚊口器玻片标本　低倍镜观察可见蚊的口器细长，由6根针状结构形成。如图3－1。雌蚊的口器发达，卵巢发育时期吸食人和动物血液，因此可传播多种疾病，如丝虫病、疟疾等；雄蚊的口器退化，不吸血，不能传播病原体。

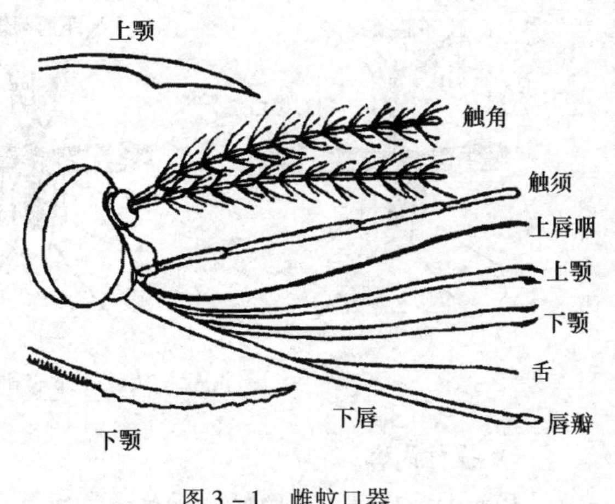

图3－1　雌蚊口器

2. 蚊虫各期大体标本（按蚊、库蚊、伊蚊）　蚊为全变态发育。分虫卵、幼虫、蛹、成蚊四个时期，前三个时期均在水中发育，成蚊生活在陆地。示教蚊的虫卵、幼虫、蛹、成蚊各期，肉眼观察各期自然形态。

（1）虫卵 形状因种各不相同，低倍镜观察，如图3－2。

（2）幼虫 分头、胸、腹三部分，腹部分节，第8节上有呼吸管或气门一对。用放大镜观察，如图3－2。

（3）蛹 逗点状，分头胸部和腹部，头胸部有呼吸管一对。如图3－2。

（4）成蚊 用放大镜观察针插标本（按蚊、库蚊、伊蚊），如图3－2。

成虫体长约1.6～12.6mm，灰褐色、棕褐色、黑色，全身分头、胸、腹三部分。头部有一长喙，长于头部，触角细长，具轮毛；翅膀一对，窄长。体表和翅有鳞片覆盖。

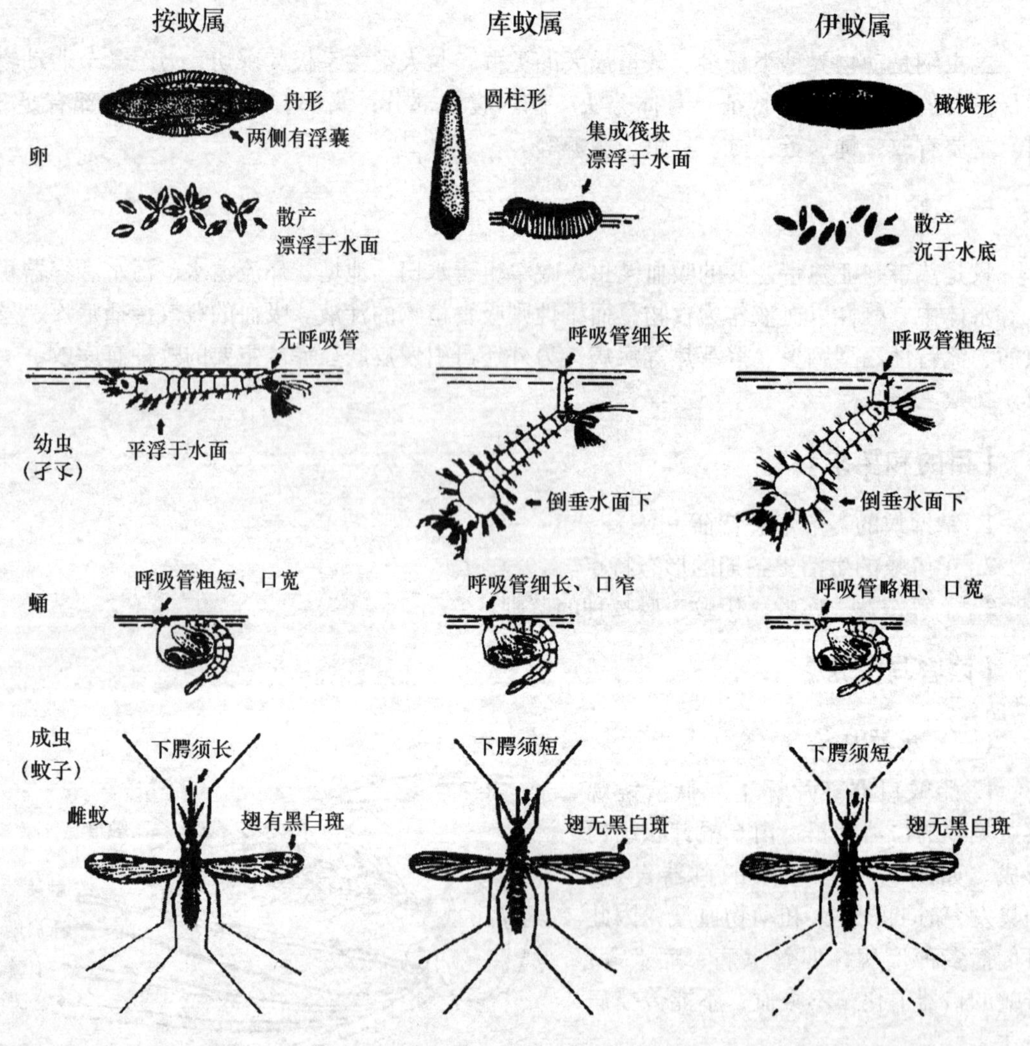

图3－2 按蚊、库蚊和伊蚊的形态区别

（二）操作内容

1. 蚊头部玻片标本 用低倍镜观察，见图3－3。蚊头部近相似球形，两侧有一对复眼，两复眼间有一单眼。蚊有针状的刺器，又称口器。可根据头部特征判定蚊的雌雄。

雌蚊：雌蚊口器发达，卵巢发育时期必须吸食人或动物的血液，头部触角上的轮毛短而稀疏。雄蚊：口器退化，不能吸食血液，吸植物汁液；头部触角上的轮毛长而密。

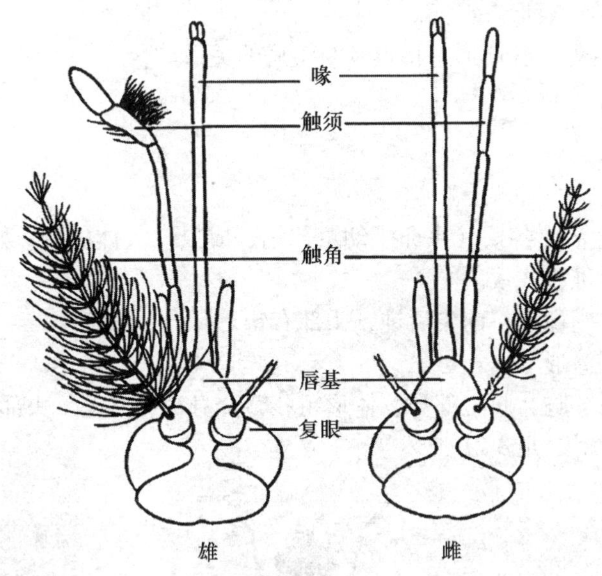

图 3－3　蚊头部

2. 重要传病蚊种成虫标本　用放大镜观察中华按蚊、嗜人按蚊、大劣按蚊、淡色库蚊、白纹伊蚊等。根据蚊的生活史、各期形态、习性鉴别虫种。

3. 蚊的捕捉与饲养方法

（1）蚊帐诱捕　备好梯形蚊帐、吸蚊管，一人坐蚊帐内诱捕蚊。

（2）牛体诱蚊　夜间，以手电照明，用吸蚊管在牛体上吸捕蚊虫。

（3）饲养　采集吸血的雌蚊，用 10% 糖水和动物，在装有恒温恒湿设备的纱窗纱门的房间饲养。

【作业】

1. 绘制三属蚊的虫卵形态图。

2. 思考题　描述成蚊形态，说明昆虫成虫的共同特征。

二、蝇

蝇为全变态发育，孳生地分为粪便类、腐败的动物和植物类、垃圾类。蝇类多数杂食性，取食频繁，有边吸、边吐、边排便的特点，传播病原体的种类极其多样。多数蝇类在白天活动，夜间常栖息在活动场所。蝇类可机械性传播多种细菌、寄生虫病原体，某些蝇类还可引起蝇蛆病。蝇是我国最为常见的医学节肢动物，为“四害”之一。蝇种群数量的多少是评价环境卫生、食品卫生的重要指标。

【目的和要求】

1. 掌握常见蝇类一般形态特征。
2. 了解蝇的生活史、各期形态特点及与疾病的关系。

【内容与方法】

（一）示教内容

1. 肉眼观察蝇生活史各期（虫卵、幼虫、蛹、成虫）大体标本，如图3-4。

卵：香蕉形，常堆积成块。

幼虫：乳白色，圆柱形，前尖后钝，头部有钩。

蛹：棕褐色，圆筒形。

成虫：全身分头、胸、腹三部分，体形粗壮，全身被有鬃毛。头部有一对复眼，多为舐吸式口器，翅膀1对，足3对。

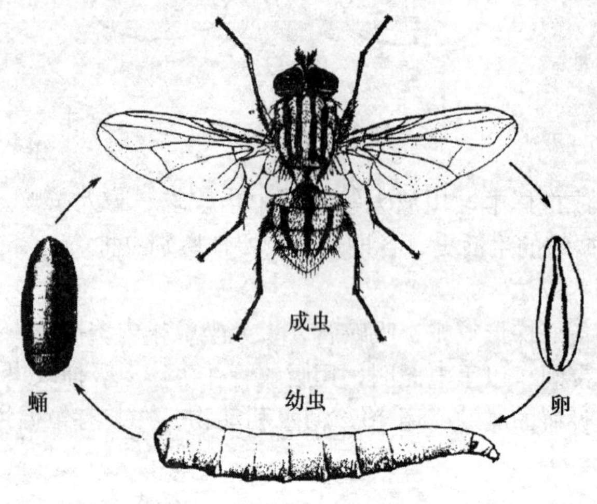

图3-4 蝇生活史各期形态

2. 重要传病蝇类的大体标本 包括家蝇、丝光绿蝇、大头金蝇、巨尾阿丽蝇。

（二）操作内容

1. 舍蝇头部玻片标本 用低倍镜观察，头两侧有复眼1对，复眼间可见触角1对，第一节短，第三节最大，其外缘有1根触角芒。雌蝇的复眼间距较宽，雄蝇的复眼间距较窄或相接。头顶中央有3个单眼，三角形排列；多数蝇类口器是舐吸式，口器中部有触须1对，末端有2个唇瓣组成的口盘，可直接舐吸食物，此口器结构对于蝇类杂食习性、传播多种病原体有重要意义。如图3-5。

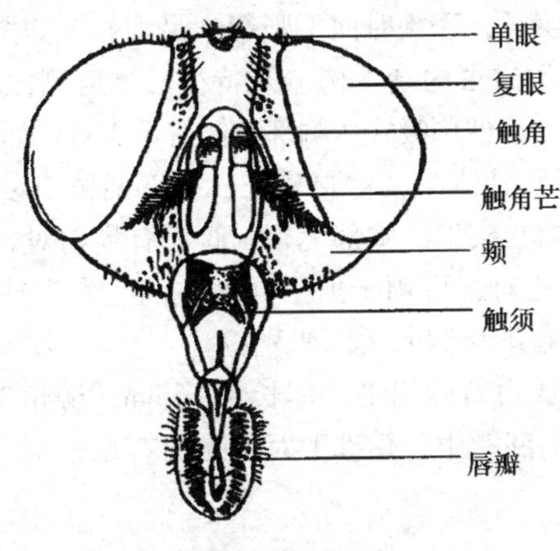

图3－5 蝇的头部

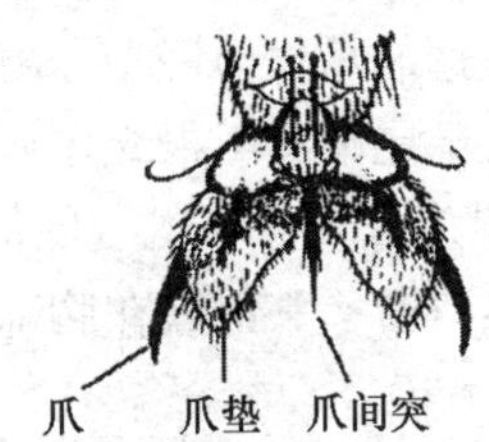

图3－6 蝇足

2. 舍蝇足玻片标本 用低倍镜观察，如图3－6。可见蝇足满生毛和鬃，末端有爪及爪垫各一对和一刚毛状爪间突，爪垫有许多细毛，并能分泌黏液，可在光滑面上爬行，也能粘染病原体，对于蝇类传播病原体也有重要意义。

三、白蛉、蚤、虱、臭虫、蜚蠊

除了蚊、蝇外，昆虫纲的医学节肢动物还有白蛉、蚤、虱、臭虫、蜚蠊等，它们均能以一定方式危害人体。其孳生地、传病方式和种类比较如表3－1所示。

表3－1 几种昆虫的比较

昆虫	孳生地	传病方式	传病种类
白蛉	隐蔽、温湿、土质疏松的场所，如人房、畜舍、窑洞、墙隙	雌性吸血，传播疾病	利什曼病（黑热病、皮肤利什曼病）、白蛉热等
蚤	乳类和鸟类的窝巢及活动场所	雌、雄均吸血	鼠疫、地方性斑疹伤寒
虱	头发、内衣缝隙等处	雌、雄均吸血	流行性斑疹伤寒
臭虫	室内墙壁、木制家具等缝隙中	雌、雄均吸血	引发皮肤肿痛、搔痒；其他疾病尚未证实
蜚蠊	室内温暖、潮湿、隐蔽、阴暗食物丰富的地方	杂食，以人和动物的食物、排泄物、分泌物等为食	传播多种细菌、病毒、寄生虫病原体；可引发过敏性疾病，是重要的过敏原

【目的和要求】

1. 掌握认识白蛉、蚤、虱、臭虫、蜚蠊的形态一般特征。
2. 认识白蛉、蚤、虱、臭虫、蜚蠊与疾病的关系。

【内容与方法】

（一）示教标本

1. 白蛉成虫整封标本 用低倍镜观察可见体长1.5～3.5mm，灰黄色，体表及翅上部均有细毛，胸部向上隆起，形似驼背；翅狭长，静止时向上竖起。足细长。如图3-7。

2. 蚤成虫玻片标本　用低倍镜观察蚤类成虫的基本构造及特征。体扁侧，两侧对称；体长约2~3mm。无翅，足发达，善于跳跃；口器刺吸式；胸部复侧有足3对。如图3-8。

3. 虱成虫玻片标本　低倍镜下观察可见虱体小，背腹扁平；头部两侧有复眼和触角各1对，前端有刺吸式口器1个，不用时缩在头里；胸部无翅；腹面有足3对，每足跗节末端有1发达的爪，与胫节末端的指状突相对，可用于抓附在宿主的毛发上或内衣纤维上。雄虱腹部尾端有1根交尾刺，雌虱尾端分为2叶。如图3-9。

4. 臭虫成虫玻片标本　低倍镜下可见成虫背腹扁平，体长4~6mm，触角1对，分4节；刺吸式口器；头部嵌在胸部前缘形成的凹槽中，翅基1对，腹面有足3对，足跗节3节。如图3-10。

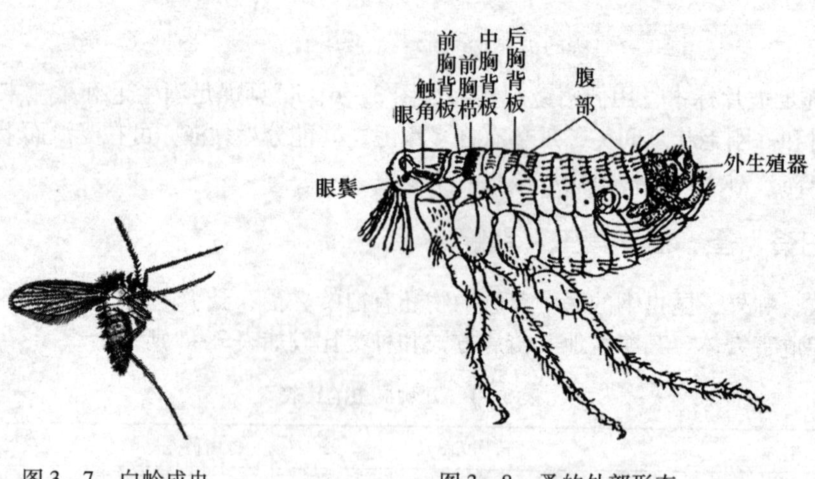

图3-7　白蛉成虫

图3-8　蚤的外部形态

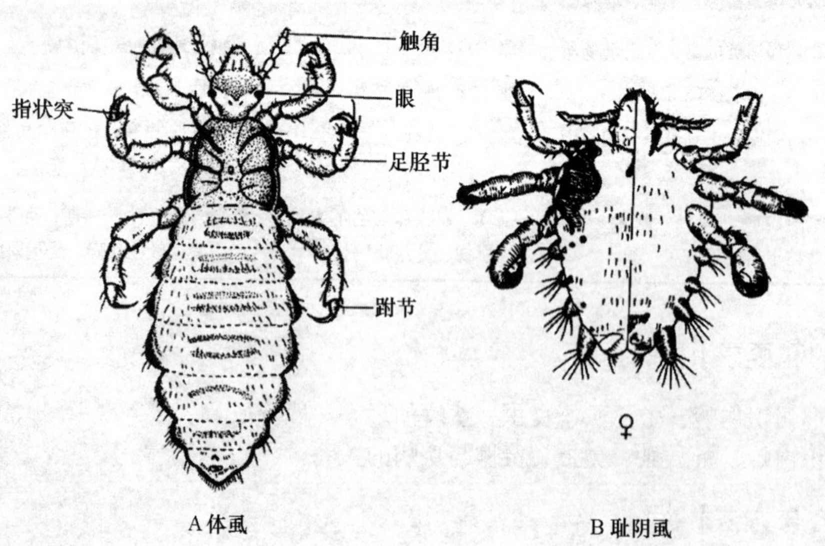

图3-9　虱成虫

5. 蜚蠊成虫玻片标本 俗名“蟑螂”，虫体背腹扁平，椭圆形淡灰色、棕褐色、深褐色，体表具油亮光泽。体长者达90mm，小的仅2mm。头部小且向下倾斜，复眼发达呈肾形，有的种类退化或消失。触角细长呈丝状，其节数可达100余节；口器为咀嚼式；前胸背板大，覆盖头的大部，呈扇形。通常有翅2对，前翅革质，后翅膜质。如图3－11。

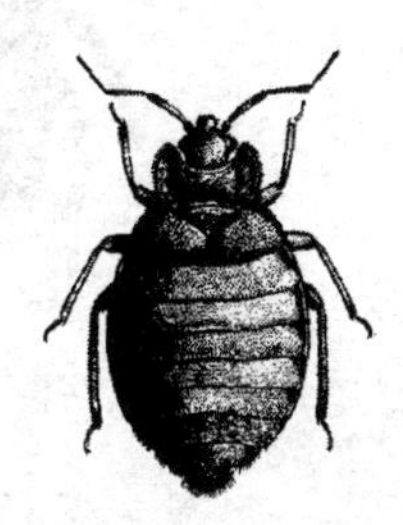

图3－10 臭虫成虫

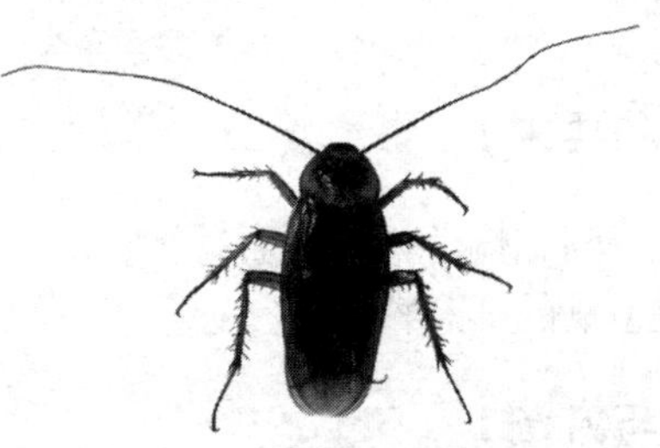

图3－11 蜚蠊成虫

第二节 蛛 形 纲

一、蜱

蜱类常寄生在宿主皮肤较薄，不宜搔动的部位，在叮刺吸血时，可造成局部充血、水肿、急性炎症，同时可传播森林脑炎、新疆出血热、Q热、蜱媒回归热等疾病。

【目的和要求】

1. 掌握硬蜱、软蜱的形态特征。
2. 分析硬蜱、软蜱与疾病的关系。

【内容与方法】

（一）示教内容

1. 硬蜱成虫大体标本 假头位于躯体前端，从背面可见。如图3－12。

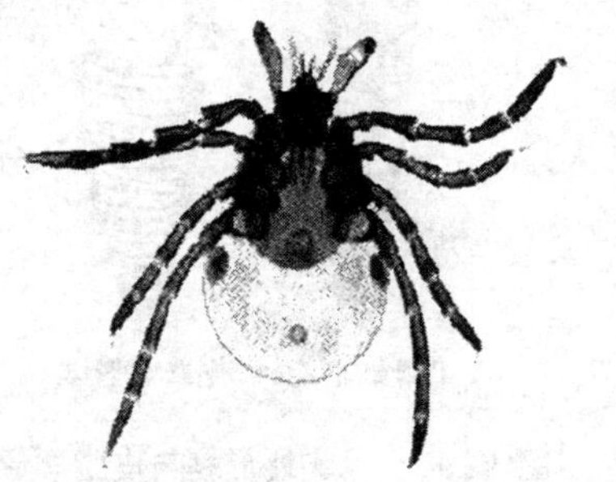

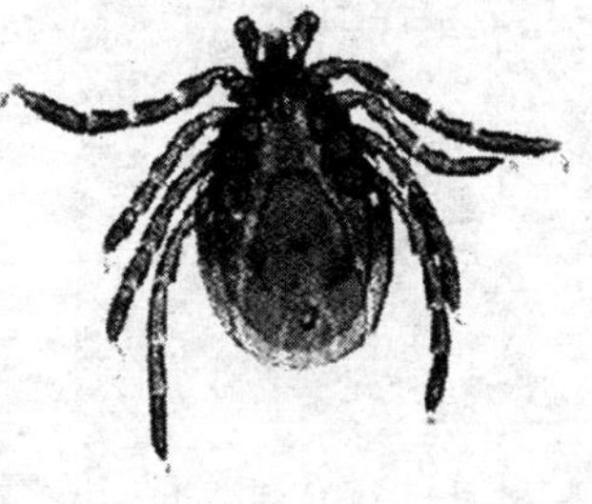

图3－12 雌雄硬蜱背面观

2. 软蜱成虫大体标本　假头位于躯体腹面前部，从背面看不见。如图 3 - 13。

（二）操作内容

硬蜱、软蜱玻片标本观察形态。

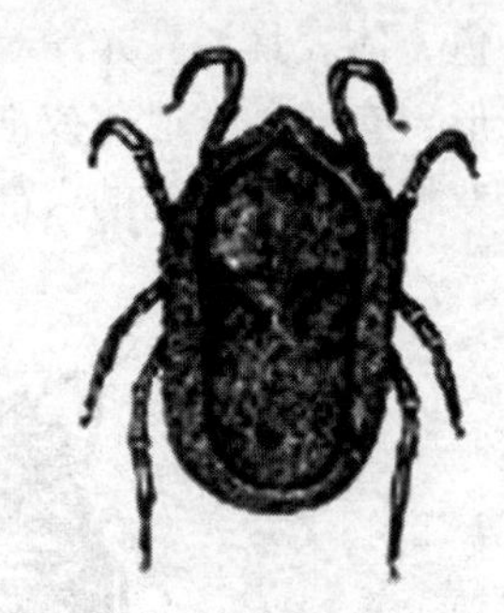

图 3 - 13　软蜱背面观

二、螨

【目的和要求】

1. 掌握疥螨、蠕形螨的形态特征。
2. 了解尘螨的形态特征。

【内容与方法】

（一）示教内容

1. 疥螨　寄生人体皮肤较柔嫩之处，在宿主表皮层的深处，挖掘隧道，引发超敏反应，导致剧烈瘙痒，继发脓疮，俗称“疥疮”。

疥螨玻片标本：低倍镜下观察，虫体小，近圆形，背部隆起，乳白色或淡黄色，颚体短小，位于虫体前端，螯肢似钳状，尖端具小齿，须肢分 3 节。躯体背部有波状横纹和成列的鳞片状皮棘，躯体后半部有几对杆状刚毛和长鬃。腹部光滑，足 4 对，足粗而短，似圆锥形。如图 3 - 14。

2. 蠕形螨　寄生于人和哺乳动物的毛囊和皮脂腺内，特别是额、鼻及鼻沟、头皮、颧部和外耳道等处，引起酒糟鼻、毛囊炎、痤疮、脂溢性皮炎等皮肤病。寄生于人体的有毛囊蠕形螨和皮脂蠕形螨两种。

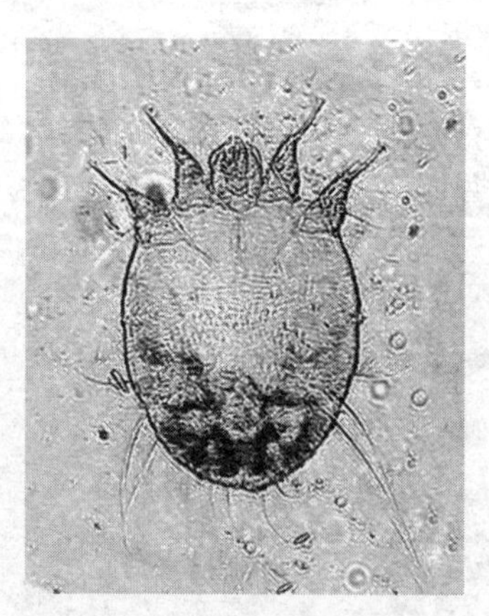

图 3 - 14　雌疥螨成虫

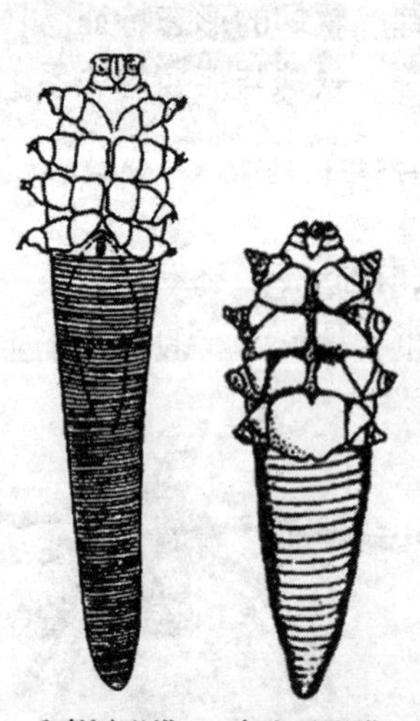

图 3 - 15　毛囊蠕形螨与皮脂蠕形螨

蠕形螨玻片标本：低倍镜下观察，虫体大小约0.1～0.4mm，细长呈蠕虫状，乳白色，半透明。虫体分颚体及躯体两部分。颚体呈梯形，位于虫体前端，螯肢1对，针状，须肢分3节。躯体分足体和末体，腹面有足4对，足粗短，呈牙突状。末体细长，尾状。皮脂蠕形螨较粗短。如图3－15。

3. 尘螨　普遍存在于人类居室内的尘埃和储存物中，与人类关系密切的常见种类有屋尘螨、粉尘螨等。尘螨分布广泛。屋尘螨主要孳生于卧室内的枕头、褥被、软垫和家具中。粉尘螨还可在面粉厂、棉纺厂及食品仓库、中药仓库等的地面大量孳生。尘螨是一种啮食性的自生螨，以粉末性物质为食，如动物皮屑、面粉、棉籽饼和真菌等。尘螨分泌物是强过敏原，可引发过敏性疾病，如：哮喘、过敏性鼻炎、过敏性皮炎。

尘螨成虫玻片标本：低倍镜下观察，虫体白色，长椭圆形，大小约0.2～0.5mm×0.1～0.4mm。颚体位于虫体前端，螯肢1对，钳状，躯体表面有指纹状的细密或粗皱的皮纹，背面前方有狭长的背板，两侧有长鬃毛1对。成虫有足4对，跗节末端具钟形吸盘。如图3－16。

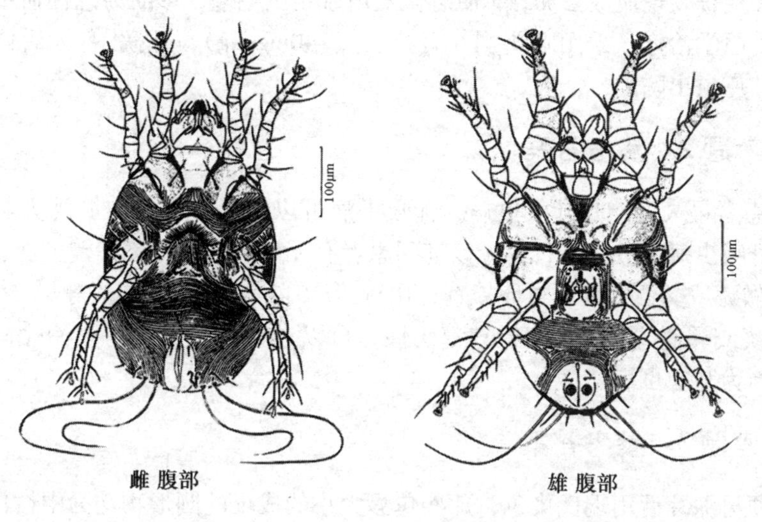

图3－16　尘螨

（二）操作内容

1. 透明胶纸法自查蠕形螨　晚上睡觉前肥皂洗脸后将与载玻片同样大小的透明胶纸5张分别粘贴于额、鼻、鼻沟、颧、及颏部等处，至次晨取下贴于载玻片上镜检。

2. 刮压法自查毛囊蠕形螨　用痤疮压迫器或用手挤压皮损部位，用弯镊子、曲别针等器材刮取挤出的分泌物置于载玻片上，加1滴甘油或石蜡油，涂开后加盖片镜检。

3. 人疥螨的检查　用消毒针挑破隧道的盲端取材镜检；或者用消毒的矿物油滴于皮肤患处，再用刀片轻刮局部，将刮取物镜检。

最近国内学者采用解剖镜直接检查皮损部位，发现有隧道和其盲端的疥螨轮廓，用手术刀尖端挑出疥螨，即可确诊，阳性率可达97.5%。

【作业】

1. 绘图　雌蚊口器、蝇足、蚤外形、硬蜱背面、软蜱背面、雌疥螨成虫、毛囊蠕形螨的形态。

2. 思考题

（1）医学节肢动物是怎样传播疾病的?

（2）检查自己面部蠕形螨，并统计全班的感染率，分析蠕形螨感染的因素。

（3）蚊、蝇类与传播疾病有关的形态结构及生活习性是什么?

（4）列举各个医学节肢动物传播的主要疾病名称。

（王　瑛）

综合思考题1　参考答案

患儿的最后诊断以及治疗结果：

粪便涂片检查发现血吸虫卵，粪便孵化发现血吸虫毛蚴，诊断为急性血吸虫病。随即给予护肝和病原学治疗，采用吡喹酮 6 日疗法（140mg/kg），住院 15 天后体温正常，全身症状改善，痊愈出院。

综合思考题2　参考答案

1. 考虑患者最大可能是肺吸虫病。肺吸虫病可以引起肝损害致肝肿大。由于当地有肺吸虫病及肝吸虫病的散在流行，应该询问患者有无生食或半生食溪蟹史。

2. 需要做痰或粪便的肺吸虫卵检查，用直接涂片法或水洗沉淀法等。

3. 如果痰或粪便的肺吸虫卵检查都阴性，可以进行抗肺吸虫药物治疗，如果疗效满意也可以诊断为肺吸虫病。

综合思考题3　参考答案

患者粪便再涂片后用瑞氏染色，那些包囊大小的成堆的圆形物均为中性白细胞，分叶核明显。粪便再经培养检出致病菌，证实患者是细菌感染引起的腹泻，经抗生素治疗后痊愈。患者发病后自己购买口服某抗生素无效，与药物有效成分含量少，或致病菌耐药、治疗的剂量、疗程不规范等因素都有关系。

综合思考题4　参考答案

第二天，老师检查该女生的粪便没有找到血吸虫卵。由于学校所在的省、市及该女生老家均无血吸虫病流行，学生身体亦无不适，考虑昨日粪便是被其他地方的血吸虫卵污染造成的。

污染源在哪里？考虑到最近该班学生连续做寄生虫学实验，其中一次就是做血吸虫环卵沉淀试验，要用到血吸虫卵。最后，在该女生实验桌上的一瓶生理盐水里面，找到了大量的血吸虫卵。

原来，该女生上次做环卵沉淀试验的时候，违规操作，用吸过血吸虫卵悬液的滴管，伸到生理盐水瓶中吸取过生理盐水，并将滴管留在瓶内。这次她做自己粪便直接涂片检查也用了这瓶生理盐水，导致结果假阳性。

带教老师集合了全班同学，讲述了事情经过及应该吸取的教训。

检验工作者要有严肃认真的工作态度，要严格按照操作规范进行操作，滴管、吸管等器材必须专用，不能混用，否则将导致错误的检验结果。

检验工作者也要了解各种寄生虫病的临床和流行分布情况，这次该女生粪便的血吸虫卵能及时排除感染的可能性，也与带教老师平时积累了本省市血吸虫流行的资料有关。

第三部分　人体寄生虫学检验技术

第四章　病原学检验技术

一、粪便标本的寄生虫检验技术

粪便检查（简称粪检）是临床寄生虫学检验中一类主要检验技术；以诊断寄生虫病为目的，从粪便中查找到通过人体消化道排出的寄生虫某一阶段，如蠕虫的成虫或节片、幼虫或虫卵、原虫的滋养体、包囊或卵囊、昆虫虫体等。因此，粪检是消化道寄生虫感染和部分寄生于消化道以外的寄生虫如肺吸虫、血吸虫、肝吸虫、肝片形吸虫等寄生虫感染的病原学主要诊断手段。粪检实验技术与方法很多，常用的有粪便直接涂片法、碘液染色法、饱和盐水浮聚法、自然沉淀法、离心沉淀法、改良加藤法、改良洪氏虫卵记数法、钩蚴培养法、毛蚴孵化法、硫酸锌浮聚法、肛门拭子法等，临床中需根据不同种寄生虫来选择。

（一）生理盐水直接涂片法

此法适用于蠕虫卵及原虫滋养体的检查，方法简便，但由于取材较少，往往会发生漏检，因此，在检查时，每份标本应做 3 张涂片以提高检出率。

1. 原理　患者肠道中有寄生虫寄生时，其排出的粪便中可能有病原体，将粪便涂成薄膜，借助显微镜可检查到病原体。

2. 材料　载玻片、盖玻片、竹签、粪便、生理盐水、5% 来苏液。

3. 方法　在一张洁净的载玻片中央滴加生理盐水 1 ~ 2 滴，用竹签从粪块的不同部位取米粒大小的粪便，在生理盐水中调抹均匀，剔除粗大颗粒和纤维，加盖玻片镜检。镜检时，应先在低倍镜下观察，如有结构不清或可疑者，再转入高倍镜下进一步观察。

4. 注意事项

（1）加入生理盐水的量不宜太多或太少。

（2）粪膜厚薄要以透过粪膜隐约辨认报纸上的字迹为宜。

（3）镜检要从一侧边缘开始，顺序检查，不能漏检任何一个视野，直到查完全片。

（4）查完的片子投入 5% 来苏液消毒缸内，粪便盒及竹签放入污物桶内。

（二）碘液染色直接涂片法

此方法主要用于对原虫包囊的检查。

1. 原理　将粪便涂成薄膜，碘液染色后借助显微镜可检查到原虫包囊。

2. 材料　载玻片、盖玻片、竹签、粪便、生理盐水、碘液、5% 来苏液。

3. 方法　在直接涂片上加一滴碘液，或先将碘液滴在载玻片上，挑取少量粪便在碘液中涂匀，然后加盖玻片镜检。也可在生理盐水直接涂片加盖玻片后，从盖玻片一侧边缘加入碘液1滴，使一侧粪膜被染成浅黄色或草绿色，另一侧不变。涂片染色的一半查包囊，未染色的一半查滋养体。

4. 注意事项　碘液不宜太多、太浓，否则会影响检查结果。

（三）饱和盐水浮聚法

1. 原理　利用比重较大的饱和盐水，使比重较小的虫卵漂浮在溶液表面，从而达到集卵目的。

2. 材料　载玻片、盖玻片、竹签、漂浮杯或青霉素小瓶、饱和盐水、搪瓷盘、吸管、5%来苏液。

3. 方法　见图4－1。

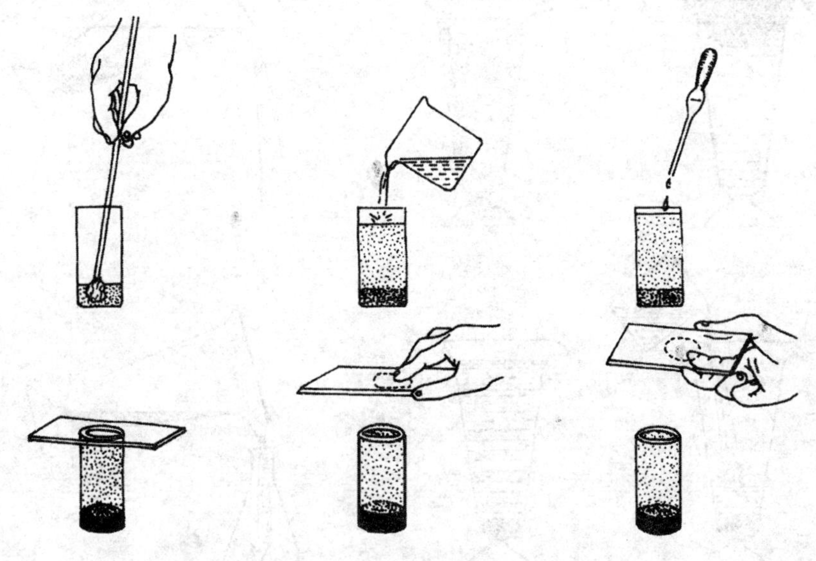

图4－1　饱和盐水浮聚法

（1）挑取枣核大的粪便放入漂浮杯中，加少量饱和盐水（约为容器的1/3），用竹签充分搅拌。

（2）继续滴加饱和盐水，至液面略高出杯口而又不溢出为止。

（3）取一载玻片盖于杯口上，使之与液面接触而无气泡，静置10～20分钟。

（4）平提玻片，将其迅速翻转，加盖玻片镜检。

4. 注意事项

（1）操作时将漂浮杯放入搪瓷盘内，以免污染桌面。

（2）加饱和盐水时，注意不要太多或太少，以盖上玻片后没有气泡又不溢出为宜。

（3）翻转玻片时，弧度要大且迅速，勿使液体流失而影响检查效果。

（4）镜检方法同直接涂片法。检查完毕后的小瓶及玻片，用清水洗净后置于来苏液内消毒。

(四) 自然沉淀法

自然沉淀法也称水洗沉淀法，用于蠕虫卵检查，对比重大的原虫包囊也适用。

1. 基本原理 利用虫卵和包囊的比重比水大，虫卵和包囊自然下沉，使大量粪便中的虫卵和包囊达到浓集的目的，从而提高了对病原体的检出率。

2. 材料 锥形量筒（500ml）、烧杯、玻棒、铜筛（60～80 目）、载玻片、盖玻片、吸管、粪便。

3. 方法 见图 4－2。

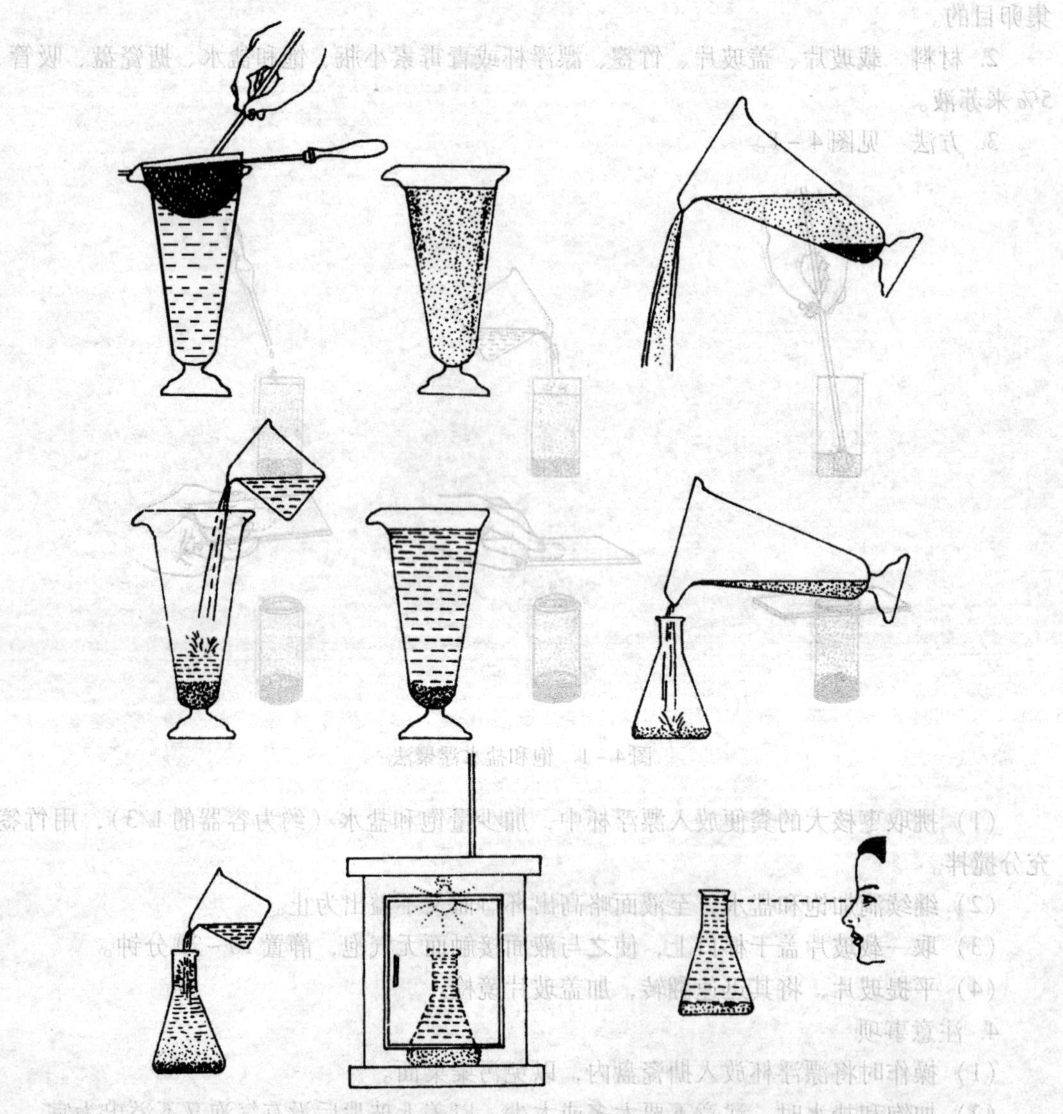

图 4－2 自然沉淀法和毛蚴孵化法

（1）取 30g 粪便放入烧杯内，加入 10～20 倍的清水，充分搅拌成粪浆。

（2）用铜筛将粪浆滤入 500ml 锥形量筒内，并加水至 500ml 处，静置 20～30 分钟。

（3）将上清液弃去，换加清水。20～30 分钟后，再如上法操作，如此重复 2～3 次。

（4）如上清液已澄清，则可取沉渣镜检。如上清液仍浑浊，需再换几次，直到上清液澄清为止。

4. 注意事项

（1）粪便尽量搅碎后再过滤。

（2）注意换水时间和方法，检查蠕虫卵的换水时间是 30 分钟一次，而检查原虫包囊时换水时间是 6 小时一次。切勿摇动致沉渣泛起，使虫卵随上清液流失。

（五）离心沉淀法

离心沉淀法适用于多数蠕虫卵和原虫包囊的检查。

1. 基本原理　利用离心重力的影响，使虫卵和包囊快速浓集沉积于管底，取沉渣镜检。

2. 材料　离心管（10ml）、烧杯、玻棒、铜筛（60～80 目）或纱布、载玻片、盖玻片、吸管、粪便。

3. 方法

（1）取粪便少许（约黄豆粒大小），加水 10 倍，搅拌成浆，虑去粗渣，倒入离心管内。

（2）以 1500～2000rpm/min 的速度离心 2～3 分钟，弃去上清液，再加清水与沉渣混匀。

（3）如此反复离心沉淀 3～4 次，直至上清液澄清为止，弃上清液取沉渣镜检。

4. 注意事项

（1）粪便应充分搅匀，并尽量除去粪渣。

（2）需要离心的离心管一定要平衡。

（3）如检查原虫包囊则需在载玻片上滴加碘液。

（六）改良加藤厚涂片法

该法适用于各种蠕虫卵计数。

1. 材料　聚苯乙烯定量板、尼龙网或铜筛网、载玻片、浸透了甘油－孔雀绿的玻璃纸片、粪便。

2. 操作　用聚苯乙烯定量板（图 4－3），大小为 40×30mm×1.37mm，模孔为一长圆形孔，孔径 8×4mm，两端呈半圆形，平均可容粪样 41.7mg。操作时将一块大小约 4×4cm 的 100 目/寸尼龙网或铜筛网覆盖于粪便标本上，自筛网上刮取滤过的粪便。置定量板于载玻片上，用手指压住板的两端，再将刮取的粪便填满模孔，刮除多余的部分。掀起定量板，载玻片上就留下一长条形粪样。将浸透了甘油－孔雀绿的玻璃纸片（5×2.5cm）盖在粪样上，轻轻加压，使粪便成一长椭圆形膜。25℃下经 1 小时后即可镜检。顺序推动玻片，记录观察到的全部虫卵数。将虫卵数乘以 24，再乘以粪便形状系数（成形便 1，半成形便 1.5，软湿便 2，粥样便 3，水泻便 4），即为每克粪便虫卵数。

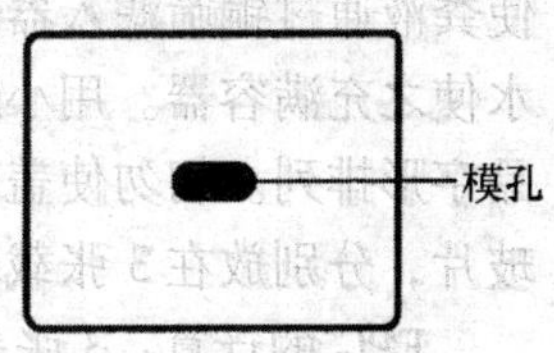

图 4－3　定量板

3. 注意事项　应掌握粪膜的合适厚度与透明时间。如粪膜厚，透明时间短，虫卵难以发现；如透明时间长，则虫卵变形不易辨认。

（七）尼龙筛集卵法

尼龙筛集卵法为病原学诊断慢性血吸虫病的主要方法。

1. 原理　将较多量的粪便，经过3个不同孔径的筛，即第一个粗筛去粗粪渣，第二个尼龙筛去细粪渣，第三个尼龙筛收集虫卵，水洗过筛，再经消化进一步去除粪渣，以达到提高虫卵检出率的目的。

2. 材料　粗铜筛一个，尼龙筛120目和260目各一个，搅粪杯一个，20% NaOH 20ml。

3. 方法　取粪便约30g（鸡蛋大小）置于搅粪杯中，加少量水后将粪便充分搅碎，倒入预先重叠好（100目在上，260目在下）的尼龙筛内，在自来水下边摇边冲洗，移去100目筛，继续冲洗以冲去小杂物，然后，用吸管从筛内底部吸取粪渣涂片3张镜检，或者将筛底粪渣反冲入孵化瓶内，作毛蚴孵化观察。

为便于镜下观察，可将留有粪液的260目尼龙筛浸泡在20% NaOH液中消化10分钟后，用自来水冲洗出消化后细粪残渣，再涂片镜检。

4. 注意事项

（1）为避免交叉污染，尼龙筛在使用前后均应充分冲洗干净。

（2）清洗筛时，不得用刷子刷洗或揉搓，不能用开水烫，以免影响孔径对集卵的效果；

（3）尼龙筛用完应洗净晾干保存。

（八）改良洪氏虫卵记数法

1. 原理　此法需定量取粪，置特制的容器中，加饱和盐水集卵，计算定量液面（18×18mm）悬液中虫卵数，由此推算出每克粪便中的虫卵数（EPG）。

2. 材料　洪氏虫卵计数器是用铜片或塑料制成的无盖圆盒，口径5.35cm（圆面积为7张18mm×18mm盖玻片的总和），盒高2cm，容积为45ml。小铜筛，直径5.5cm，筛孔40目/寸。粪勺由铜或铝片制成，口径1.5cm可容1g粪便。

3. 方法　用粪勺取粪便1g置小烧杯中加少量饱和盐水调匀。将铜筛放在计数器上，使粪液通过铜筛滤入器中，再加饱和盐水冲洗筛内的粪渣。移去小铜筛，缓缓加入饱和盐水使之充满容器。用小镊子夹取盖玻片（18×18mm）小心平放在液面上，共3张，使呈品字形排列。切勿使盖玻片下有气泡或部分浸入液面下。静置10分钟。用小镊子平取盖玻片，分别放在3张载玻片上，镜检计数每片的全部虫卵。

EPG的计算：3张盖玻片虫卵的平均数乘以7，再乘以粪便性状系数。

粪便性状系数：成形便为1，半成形便为1.5，软湿便为2，粥样便为3，水泻便为4。

（九）钩蚴培养法

钩蚴培养法有试管法及平皿法两种。

1. 试管法

（1）原理　利用钩虫卵在人体外适宜条件下孵出幼虫，感染期幼虫具向湿性的特点，浓集钩蚴以诊断钩虫病。

（2）材料　滤纸条、竹签、洁净试管（1×10cm）、冷开水、放大镜（显微镜）、培养箱。

（3）方法　如图4－4所示。加冷开水约1ml于试管内，将滤纸剪成“T”型纸条（“T”型纸条竖部与试管等长，横部略宽于试管口径），铅笔书写受检者姓名或编号于纸条横部。取粪便枣核大小均匀涂布于纸条竖部上2/3处，再将纸条插入试管，下端浸于水中，以水面不接触粪便为宜。将试管置培养箱内20～30℃条件下培养，培养过程中每天沿管壁补充冷开水，以保持水面位置。3天后肉眼或用放大镜检查试管底部。钩蚴在水中常做蛇形运动，虫体透明。如阴性，应继续培养至第五天。气温太低时，可将试管置30℃左右温水中数分钟再做观察。如欲鉴定虫种，可吸取试管底部沉淀物滴于载片上置显微镜下检查。

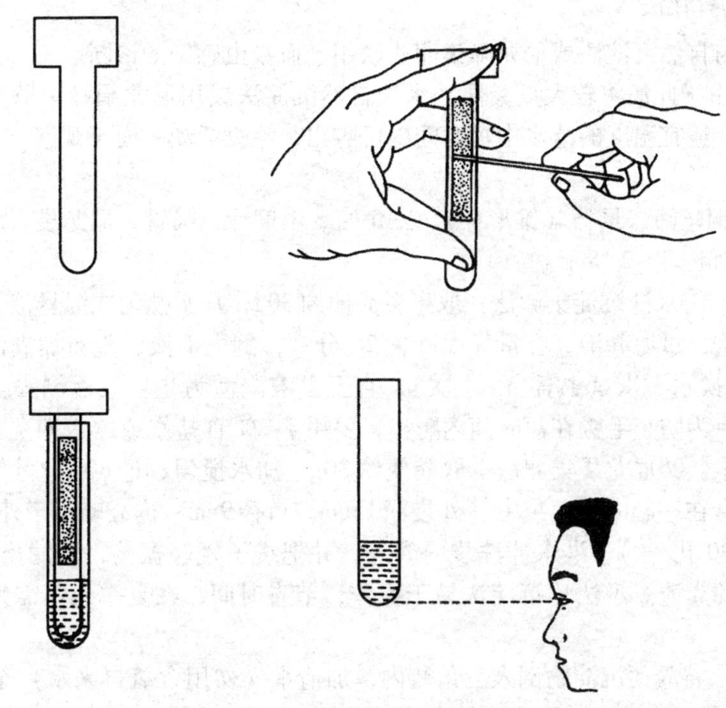

图4－4　试管钩蚴孵化法

2. 平皿法　用大号的玻璃培养平皿，底朝上放置，用相应面积的圆形滤纸略加水湿润后贴到培养皿底部的上面及侧面，贴平皿侧面的滤纸要剪开。盖内加水要高于贴在培养皿底部侧面的滤纸，最后在平皿底上面的滤纸上涂上粪便，置孵箱培养。数天后移去平皿底及滤纸，在盖内的水中用肉眼或放大镜很容易发现钩蚴，由于涂抹的粪便量多，检出率很高。见图4－5。

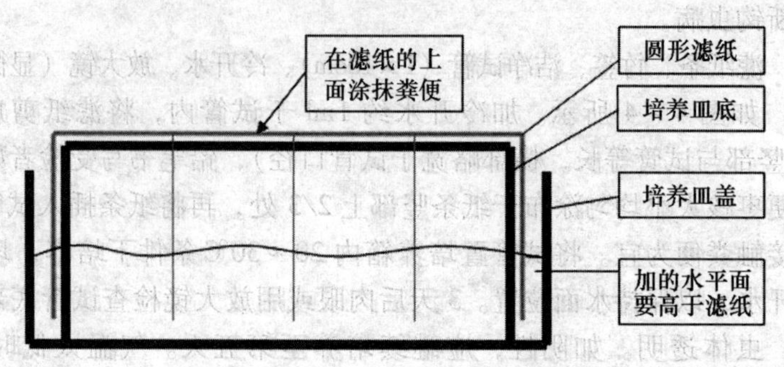

图4-5 平皿法培养钩蚴示意图

（十）毛蚴孵化法

本法最常与自然沉淀法或尼龙筛集卵法联用于血吸虫感染的诊断。

1. 原理 由于此法将较大量粪便经水洗自然沉淀法或用尼龙绢筛集卵法浓集，血吸虫卵内的毛蚴在适宜温度的清水中短时间内可孵出，毛蚴活动，便于观察，可提高阳性检出率。

2. 材料 铜丝筛、量杯（锥形杯）、三角瓶、温度计、吸管、尼龙袋、放大镜。

3. 方法 如图4-2所示。

（1）集卵 ①水洗沉淀集卵法：取患者粪便约30g，加水搅匀成混悬液，过筛并以清水冲洗筛内残渣，过滤粪液。在量杯中静置25分钟，倒去上液，重新加满清水，以后每隔15~20分钟换水一次（共需3~4次），直至上液澄清为止。最后倒去上液，留取沉渣。如在夏季，为防止毛蚴在短时间内孵出，要用1.2%食盐水或冰水冲洗粪便。最后一次改为室温清水。②尼龙袋集卵法：取粪便约30g，加水搅匀，过60目/寸铜丝筛，过滤粪液淋入两只套在一起的尼龙袋中（外袋深15cm，口径9cm；内袋略小于外袋。外袋260孔/寸；内袋120孔/寸），淋水冲洗袋内粪渣，并把袋子轻轻振荡，至滤出液变清为止。最后收外袋中的粪渣。本法比沉淀法易于操作，节省时间，在夏季也不需采取抑制孵化措施。

（2）孵化 将粪便沉淀物倒入三角瓶内，加清水（勿用含氯自来水）至瓶口，在20~30℃的条件下经4~6小时后用肉眼或放大镜观察结果，如无毛蚴，每隔4~6小时（24小时内）观察一次。

4. 注意事项

（1）粪便必须新鲜。

（2）沉渣换水必须至上液澄清为止。

（3）孵化用水必须是清水，如含氯、盐、NH_3 均影响孵化。

（4）操作过程防止污染。

（十一）硫酸锌浮聚法

此法多用于检查原虫包囊、球虫卵囊、大多数蠕虫的虫卵。

1. 原理 利用比重较大的硫酸锌溶液（比重1.18），使比重较小的原虫包囊或蠕虫卵上浮，集聚于液体表面，从而达到浓集虫卵或包囊的目的。

2. 材料 载玻片、盖玻片、小烧杯、竹签、离心管、玻璃棒、金属环、33%的硫酸锌溶液、显微镜、金属筛或纱布。

3. 方法 用竹签挑取黄豆粒大小（约1g左右）的粪便，加清水10ml，充分搅拌，调匀后经金属筛或纱布过虑，滤液倒入离心管内，以2000~2500r/min离心1分钟，倒去上清液，再加清水混匀，离心，如此反复3~4次，最后倒去上清液，在沉渣中加入33%的硫酸锌溶液1~2ml，调匀后再加此溶液至距管口0.5cm处，离心1分钟，垂直放置离心管，用金属环粘取表面液膜2~3次，置载玻片上并覆以盖玻片镜检（如检查原虫包囊，还要加碘液染色）。

（十二）肛门拭子法

本法适用于肛周产卵的蛲虫卵检查，或常可在肛门附近发现虫卵的带绦虫的检查。

1. 棉签拭子法

（1）原理 蛲虫在患者肛周产卵，可利用棉签粘取虫卵进行检查。

（2）材料 棉签、生理盐水、试管、显微镜。

（3）方法 先将棉签浸泡在中，取出时挤去过多的盐水，在肛门周围搽拭，随后将棉签放入盛有饱和盐水的试管中，用力搅动，迅速提起棉签，在试管内壁挤干盐水后弃去，再加饱和盐水至管口处，覆盖一载玻片，务必使其接触液面，5分钟后取下载玻片镜检。也可将擦拭肛门的棉签放在盛清水的试管中，经充分浸泡，取出，在试管内壁挤去水分后弃去。试管静置10分钟，或经离心后，倒去上液，取沉渣镜检。

2. 透明胶纸拭子法

（1）原理 蛲虫在患者肛周产卵，可利用透明胶纸粘取虫卵进行检查。

（2）材料 透明胶纸（宽2cm）、载玻片、显微镜。

（3）方法 将胶纸剪成长5~6cm，贴于载玻片上。使用时，从一端拉起胶纸，在被检查者肛门周围皮肤上用力粘几下，然后将胶纸依原样粘于载玻片上，低倍镜下观察。

（4）注意事项 检查应在晨起排便前进行。

（十三）粪便直接涂片特殊染色检查原虫法

1. 铁苏木素染色法 本法用于阿米巴及蓝氏贾第鞭毛虫滋养体和包囊的永久性染色。

（1）应用条件 对新鲜的、用聚乙烯醇或醋酸钠-醋酸-甲醛保存的粪便涂片染色效果好。

（2）试剂配制 ①贮存液A：苏木素晶体1g溶于100ml 95%乙醇中，置光下1周后过滤；②贮存液B：由硫酸铵铁1g、硫酸亚铵铁1g、盐酸1ml、蒸馏水97ml混合而成；③退色液：取25ml饱和的苦味酸水溶液加25ml蒸馏水中。

在染色前4小时配制应用染液，即取贮存液A和贮存液B各25ml混合而成。

（3）染色程序 取粪涂成薄膜片。依次将标本放入70%乙醇中5分钟，95%酒精中2分钟，自来水中5分钟，应用染液中10分钟，蒸馏水中1分钟，退色液中1分钟，流动蒸馏水中5分钟，含1滴氨水的70%乙醇5分钟，及95%乙醇5分钟，脱水使用100%乙醇及二甲苯或石炭酸-二甲苯溶液。最后用树脂封片并加盖盖玻片。镜下可见染色后的原虫胞质呈灰褐色，胞核、包囊内的拟染色体以及阿米巴大滋养体吞噬的红细胞均染色成黑色，糖原泡则被溶解呈空泡状。

2. 三色染色法　本法适用于对肠道原虫的永久性染色。

（1）应用条件　对新鲜经聚乙烯醇保存的粪便涂片染色效果很好，但对醋酸钠－醋酸－甲醛溶液保存的粪便标本的染色则效果不佳。

（2）染液配制　取铬变素2R 6g，亮绿SF 3g及磷钨酸7g，加入冰醋酸10ml，转动烧瓶使之混合，静止30分钟，加入蒸馏水1000ml，充分混合。配制好的染液应呈深紫色。染液应保存于带玻璃塞的瓶中。此染液稳定，使用时无须稀释。

（3）染色程序　将在聚乙烯醇固定液中固定的玻片依次浸入70%乙醇2分钟，碘－乙醇溶液（70%乙醇溶液中加入卢戈稀释碘液，溶液呈浓茶色）5分钟，及2次70%乙醇溶液，每次2分钟。然后，玻片在未稀释的三色染色液中染色10分钟。取出并彻底吸干玻片后，投入90%酸化乙醇（1升90%乙醇中加入4～5ml）2～3秒钟。再经95%乙醇浸洗，100%乙醇和二甲苯或石炭酸－二甲苯脱水。最后用树脂封片并加盖盖玻片。

3. 快速改良抗酸二步法　本法用于检查隐孢子虫、环孢子虫及其他球虫。

（1）试剂配制　①石碳酸品红溶液：4%碱性品红结晶溶解在25ml 95%乙醇中，再加12ml溶解酚，用玻棒搅拌后加25ml甘油（CP），25ml石碳酸品红液和75ml蒸馏水混合，置室温保存；②复染液：2%孔雀绿220ml，加30ml冰醋酸（99.5%）和50%甘油混合，过滤，置室温保存，备用。

（2）染色程序　将新鲜粪便直涂于载玻片上，自然干燥后用甲醇固定2分钟，加预冷石碳酸品红液染色5～10分钟，以5%盐酸－乙醇溶液分化染色，直至染色不再从图片上向外飘散时取出，然后在流动水冲洗。加复染液作用2分钟，当标本上出现绿色背景后再经水冲洗10秒钟，吸干或阴干后，置高倍或油镜下观察。

4. 劳氏染色法　本法用于阿米巴和蓝氏贾第鞭毛虫的染色。操作简便，临床应用方便。

（1）试剂配制　首先将丙酮50ml、冰乙酸50ml、甲醛10ml，肖丁液890ml（含饱和氯化高汞66ml，95%乙醇33ml、冰乙酸1ml）混合后，加入酸性品红1.25g，固绿0.25g，溶解后密闭贮存于棕色瓶中（可保存2个月）。

（2）操作过程　将粪便在洁净无油的载玻片上涂成均匀的薄膜，趁湿时立即加劳氏液使覆盖全部粪膜。将玻片置酒精灯上微微加热，并缓慢通过火焰2～3次，直至出现蒸气为止，但切勿煮沸或烤干。经流水冲洗后，经50%、70%及90%乙醇各1分钟，95%及无水乙醇各30秒钟，二甲苯透明1分钟，最后用中性树胶封片。镜下虫体呈蓝色，核为紫红色，结构清晰，标本可保存半年。

5. 金胺－酚－改良抗酸染色法

（1）试剂配制　需预先配制A液：金胺0.1 g，石碳酸5.0g，蒸馏水100ml；B液：盐酸3ml，95%酒精100ml；C液：高锰酸钾0.5g，蒸馏水100ml；D液：酸性复红4.0g，95%酒精20ml，石碳酸8ml，蒸馏水100ml；E液：浓硫酸10ml缓缓加入90ml蒸馏水中，边加边摇；F液：孔雀绿0.2g溶于100ml蒸馏水中。

（2）染色过程　先将粪便在洁净的载玻片上涂成薄膜，自然干燥后用甲醇固定5分钟。滴加A液于粪膜上10～15分钟后水洗；滴加B液1分钟后水洗；最后滴C液1分钟后水洗，待干；然后滴加D液于标本片上5~10分钟后水洗，加E液1~5分钟后水洗；加F液1分钟后水洗，待干，置显微镜（油镜）下观察。

（3）染色结果　染色后隐孢子虫卵囊呈玫瑰红色，圆形或椭圆形，背景蓝绿色。染色（加A液）时间较长（5~10分钟）。脱色时间（加B液）应超过2分钟（具体时间须在工作中摸索），则卵囊内子孢子边界清楚，呈月牙形，共4个。少数卵囊的囊壁亦可被显示。

（十四）粪便成虫检查法

1. 粪便拣虫与淘虫法及其虫体鉴定　某些肠道蠕虫，在未经治疗的情况下，也可随粪便排出，例如，带绦虫孕节，每天可以随粪便排出；腹泻可排出蛲虫、姜片虫、粉螨、蝇蛆和小蛔虫；衰老的蛔虫亦可随粪排出。检查粪便中的虫体，可确诊某些寄生虫病。此外，淘虫可用于观察药物驱虫疗效或鉴定感染者体内寄生虫虫种。如需虫种鉴定，需在患者服药后1~2小时，加服泻药并补充大量水分，以加速虫体排出，避免虫体死在肠内很快腐烂、自溶，只剩碎片排出，无法制片定种。需观察驱虫效果者，应在服药后连续收集3~5天粪便。虫体收集与虫种鉴定方法如下：

（1）拣虫法　用镊子或竹签挑出粪便中的虫体。主要用于肉眼可见的大型蠕虫，如蛔虫、姜片虫成虫、带绦虫成虫或孕节等。

注意事项：动作要轻巧，挑出的虫体置大玻皿内，清洗后置生理盐水检查。细长的虫体，要特别当心，勿使头颈断落丢失。过硬的粪块，可用生理盐水融化后再拣虫。

（2）淘虫法　将收集的粪便加水搅拌成糊状，转置于容量较大的玻璃缸或量杯内，加水至满。静置20分钟后倾去上层粪水，再加水至满，如此反复数次，直至上层液体澄清为止，弃上清液，将沉渣倒入大玻皿内，下衬黑纸检查。本法用于收集小型蠕虫，如钩虫、蛲虫、鞭虫、短膜壳绦虫等。如系检查小形吸虫，特别是异形科吸虫或日本棘隙吸虫，必须在解剖镜下检查，以免漏检，如对残渣一时检查不完，可移入4~8℃冰箱中保存，或加入3%~5%的福尔马林溶液防腐，待日后检查（2~3天内）。

注意事项：水冲不能过猛，滤过时间不能太长，以防线虫虫体胀裂。

2. 虫体鉴定　根据虫体大小，使用适合的工具观察虫体形态特点作出鉴定。

在虫体完整的条件下，用肉眼观察可辨认的有蛔虫、钩虫、蛲虫、姜片虫、带绦虫孕节、膜壳绦虫和3龄蝇蛆；需经镜下放大后观察才可辨认的有蛔童虫、横川吸虫、异形吸虫、棘隙吸虫、钩幼虫、2龄蝇蛆和粉螨（肠螨症者）。但在虫体不够完整或结构不清或无法确认的条件下，还需对虫体做透明处理（透明剂为含乳酸1g、甘油20ml、蒸馏水10ml的乳酸溶液），然后置载玻片上，加盖玻片镜检。如需保存，可用10%福尔马林或70%乙醇固定。

3. 带绦虫驱虫法　槟榔、南瓜子合剂为常用的传统方法。该法疗效高，不良反应小。

（1）驱虫方法　用南瓜子、槟榔各60~80g，清晨空腹时先服南瓜子，1小时后服槟榔煎剂，半小时后再服20~30g硫酸镁或200ml甘露醇导泻。多数患者在5~6小时内即排出完整的虫体。

（2）注意事项　①服用泻药后，应多饮水，既避免患者脱水，又能加速虫体排出；②在部分虫体排出时，可用温水坐浴，让虫体慢慢自然排出，切勿拉扯，以免虫体前段和头节断留在消化道内；③用过的水应予处理，以免虫卵扩散；④虫体排出后，应检查有无头节，如未见头节，应收集24小时粪便掏洗进一步检查头节，或加强随访，若3~4个月内未发现节片和虫卵可视为治愈。

4. 绦虫孕节片检查法

（1）原理 带绦虫孕节可用压片法和注射法检查和鉴定。

（2）材料 注射器、载玻片、墨汁、卡红液。

（3）方法 压片法适用于快速检查和鉴定猪、牛带绦虫孕节。方法是将检出的孕节用清水洗净后置两张载玻片之间，轻轻挤压，玻片两端用线扎紧，然后对光观察孕节子宫分支数目，鉴定虫种。若子宫分支不清楚，可采用注射法检查和鉴定。方法是在洗净孕节节片后，用滤纸吸干虫体表面上的水分，用皮试注射器抽取墨汁或卡红液，从孕节子宫主干处（节片一侧正中）徐徐注入，待侧支充满墨汁或染液后，以清水冲去多余染液再做压片，观察并计数子宫分支情况，确定虫种。

（4）注意事项 ①操作时应戴一次性塑料手套，以免虫卵污染；②送检的节片若已干，可用清水泡软后检查；③使用过的器皿须放入来苏溶液中浸泡30分钟，再煮沸消毒。

二、血液等其他标本的寄生虫检验技术

本篇主要介绍检查人体细胞内、痰液、骨髓液、脑脊液、肝肺脓肿穿刺液、浆膜腔积液、尿液、鞘膜积液、十二指肠引流液、阴道分泌物以及皮肤肌肉、肝肺组织中寄生虫的方法。这些方法在寄生虫感染病原学诊断中有十分重要的价值，其中绝大多数方法为临床常用。例如血涂片制作与姬氏染色检查疟原虫和微丝蚴的方法以及各组织液与其他排泄分泌物中检查寄生虫的方法。

（一）血液中寄生虫检查法

1. 检查疟原虫的血涂片制作与染色

（1）原理 疟原虫寄生在红细胞内，经染色后可对疟原虫形态作出鉴定。

（2）材料 75%乙醇、采血针、推片、载玻片、姬氏染液、甲醇、滴管、刻度管。

1）清洁玻片的方法：将玻片先用清水冲洗后晾干，再置稀清洁液中浸泡1~2天，取出后用水冲洗干净，最后用蒸馏水冲洗，烘干，再经95%乙醇浸泡后，擦干。已清洗的玻片用干净无油的纸包好备用。

2）姬氏染液配制：①原液配制：姬氏染剂粉1g，甲醇50ml，中性甘油50ml，将姬氏染粉置乳钵中，加少量甘油充分研磨（磨10分钟以上），继续加甘油，边加边磨，直至加毕。然后装入烧瓶内，置55~60℃恒温水浴中，充分振摇使染剂全部溶解（约需2小时），冷却后加入甲醇，贮存于棕色瓶中，塞紧瓶口，充分摇匀1~3周后过滤，即为原液。配制时一定要将染料粉认真磨细、磨匀，原液内不可有水滴入，装瓶后要密封保存，配制好的原液放置时间越久，染色性能越好；②染液工作液临用时配制：将姬氏原液用pH 6.8~7.2的磷酸盐缓冲液（PBS）作1:15~1:20稀释，混匀即可。

（3）操作方法 本次实验采取疟原虫感染的小鼠作血涂片并染色。但以下采血以人为例。

1）采血：①时间：根据各种疟原虫在人体外周血中出现的规律，间日疟和三日疟患

者可在发作后任何时间进行采血，但以发作后10小时以内最佳，恶性疟原虫应在发作开始后不久即作血检，患者刚开始发作时原虫密度很低，血检时可能查不到疟原虫，应在第二次发作时再次血检以免漏诊；②部位：成人可从耳垂或指尖采血，婴幼儿宜取脚跟或脚大拇指；③方法：先用75%酒精消毒皮肤，右手持一次性无菌取血针迅速刺入皮肤约2mm，轻挤压穿刺点周围皮肤，弃去第一滴血，再取血1滴作薄血膜，2滴作厚血膜。薄血膜取血量少，涂面大，原虫分散，但原虫形态结构清晰，易作虫种鉴别。厚血膜取血量较多，红细胞较集中，在原虫数量较少时便于发现，但因制片时血细胞相互堆积挤压，原虫皱缩变形，缺乏经验者较难辨认。

2）涂片：①薄血膜制作：取血1滴置于洁净载玻片上，用1张推片磨口边缘作推片，以左手拇指和食指夹持载玻片两端，将推片一端与血滴接触，并将血滴沿推片边缘向两侧展开，此时将推片与载玻片保持30°~45°夹角，从右向左迅速将血均匀推成薄膜，为保证血膜质量，推片时用力要均匀，一次推成，质量好的薄血膜应呈舌形，血细胞分布均匀；②厚血膜的制作：用推片的一角取血2滴，置于薄血膜片的右方，用推片角由里向外顺一个方向旋转，使血滴涂成直径约1cm大小的圆形血膜。厚、薄血膜之间应用蜡笔画线分开，以免厚血膜溶血时影响薄血膜，或以甲醇固定薄血膜时影响厚血膜。待厚血膜完全干燥后，滴加蒸馏水于厚血膜上，使红细胞溶解。倒掉含血红蛋白的液体，血膜呈灰白色，待干后染色。血膜制作完毕后应贴上标签或以记号笔写明编号。

除厚血膜法外，还可用离心法浓集疟原虫。由于被疟原虫大滋养体、裂殖体和配子体寄生的红细胞比重变小，故可用含抗凝剂的微玻管或塑料管取血，1500rpm离心3分钟，被寄生的红细胞浓集于正常红细胞的上层。取该部分血细胞制成涂片，固定染色后镜检。但此法对疟原虫环状体无浓集作用。

3）染色：疟原虫的染色，临床上用得最广泛的是瑞氏染剂和姬氏染剂。这些染剂都含有美蓝、伊红和美蓝氧化物（天青），统称罗氏类染剂。理想的染色结果为：红细胞呈淡红或淡紫红色；疟原虫的胞质呈蓝色，核为深紫红色，疟色素为棕褐色。这里仅介绍吉氏染色法。厚血膜应先溶血，薄血膜则用甲醇固定。在厚、薄血膜上滴加姬氏染液，染色20~30分钟（37℃温箱中仅需15分钟），用自来水轻轻冲洗，晾干后镜检。

本法染色效果稳定，疟原虫色泽鲜明，且保存时间久。

薄血膜中有些与疟原虫形态类似的物质，如粘附于红细胞上的红蓝染料颗粒或血小板易被认作环状体或大滋养体，成堆的血小板易被认作裂殖体，在观察时应注意鉴别。

厚血膜经溶血后，红细胞轮廓已消失或不清楚，原虫皱缩变形，虫体比薄血膜中者略小，有的胞质着色很深，核模糊不清。检验人员须经过严格训练才能掌握其特征。但由于厚血膜中红细胞比较集中，故可显著提高疟原虫的检出率。

2. 定量血沉棕黄色层检查疟原虫法（QBC法）：由于感染疟原虫的红细胞比正常红细胞轻，但比白细胞重，离心后分层，受染红细胞即集中于正常红细胞压积层的上面。具体操作：指尖采血置于装有0.01%吖啶橙、草酸钾、肝素、EDTA和1个与白细胞比重相同的塑料浮子的特制毛细管中，再加塑料封帽于管的一端。经10000rpm离心5分钟。将QBC管水平放在有凹口的板上，滴加香柏油，镜检：用落射荧光显微镜检查1分钟。疟原虫胞核呈绿色光点，胞质则为橘黄或红色，多集中于白细胞与正常红细胞交界处约1mm

的区带中。白细胞的核虽亦呈绿色光点。但至少比疟原虫的核大5倍，可根据光点的大小和形状区别之。

3. 疟原虫计数法　临床检验一般报告有何种疟原虫，但对重症疟疾的病情严重性判断，测定疟原虫是否有耐药性，或做流行病学调查、动物实验以及药物治疗试验时，需作疟原虫计数。

（1）白细胞和疟原虫比例计数法　作常规白细胞计数，计算每微升血液中的白细胞数；油镜下累计100个白细胞的视野中所见疟原虫数。按公式推算每微升血中疟原虫数。

疟原虫数/微升血 = 白细胞数/微升血 × 100个白细胞视野中的疟原虫数/100

（2）以红细胞中疟原虫寄生的百分率表示　顺载玻片的横轴推片，观察1000～10000个红细胞中有疟原虫寄生的百分率（%）。

4. 血液中微丝蚴的检查　我国只有班氏丝虫和马来丝虫，随着国际交往的增加，还要注意自非洲传入的罗阿丝虫、常现曼森线虫和欧氏曼森线虫病，均可在患者外周血液中查见微丝蚴。

（1）采血时间　班氏丝虫和马来丝虫微丝蚴均有夜现周期性，故应在晚上9时至次晨2时间采血为宜。但罗阿丝虫、常现曼森线虫和欧氏曼森线虫则应在白昼取血查微丝蚴。除昼夜节律外，还有季节性差异，夏季查见的微丝蚴常较冬季多几倍。

（2）厚血膜染色检查法　准备洁净载玻片，从受检者耳垂或指尖取血3大滴，涂成2～3cm的长方形厚血膜，干燥过夜（最多3天），蒸馏水溶血，待干后用甲醇固定，再用姬氏染色后镜检。如作定量计数，应采血60μl。姬氏染色法：具体操作方法同疟原虫染色。

（3）血离心浓集法　多数患者外周血中微丝蚴数量不多，用此法可提高检出率。方法：静脉采血1～3ml，用肝素或柠檬酸钠抗凝，加9倍量的蒸馏水溶血，离心沉淀。吸取沉渣镜检。

（4）薄膜过滤浓集法（微孔或核孔薄膜过滤浓集法）　此法对微丝蚴的检出率和检出数均高于厚血膜法，最适用于低密度微丝蚴患者。方法：以含有0.1ml 5%柠檬酸钠抗凝剂的注射器抽吸患者末梢血0.6ml，再吸9ml 1%洗洁净液混匀，使之充分溶血。取下针尖接上过滤器。此过滤器内装有一层微孔（孔径5μm）或核孔（孔径3μm）薄膜，膜下垫层湿滤纸，徐徐推动注射器内芯，使已溶血的悬液通过滤器。然后以生理盐水注入滤器洗膜3次。取出滤膜置于有0.1%美蓝染液的玻璃皿内染色3min，水洗，待干后经二甲苯透明，置载玻片上覆加盖玻片镜检。

（5）鲜血滴法　自耳垂或指尖取血1大滴于载玻片上，加蒸馏水1滴溶血，加盖玻片后在低倍镜下观察活动的微丝蚴。此法主要用于教学和宣传教育。

（二）痰液中寄生虫检查法

痰液及肺部病变处抽出液中可能查见肺吸虫卵、溶组织内阿米巴滋养体、细粒棘球蚴的原头蚴或游离的小钩、粪类圆线虫幼虫、蛔蚴、钩蚴、粉螨和螨卵。卡氏肺孢子虫包囊有时亦可找到。

1. 直接涂片法　适用于卫氏并殖吸虫卵及溶组织内阿米巴滋养体的检查。嘱患者早晨醒来后，用力咳出气管深处痰液（不要混入唾液）入洁净的容器内送检。若痰过于黏稠，可使患者吸入水蒸气数分钟，以助咳出痰液。挑取脓血痰涂片，覆以盖玻片镜检。

检查肺吸虫卵时，镜下虽未见虫卵，但发现夏科-雷登晶体，则提示有肺吸虫感染的可能，应作多次检查或改用浓集法。

检查阿米巴滋养体时，则应滴加温暖的生理盐水涂片，在镜下观察有无作伪足运动的原虫，但需注意与白细胞及巨噬细胞相鉴别。

2. 消化沉淀法（浓集法）　收集患者24小时痰液，置烧杯中，加等量10% NaOH，用玻棒充分搅匀，置37℃温箱中，数小时后痰已被消化为稀液状。放入离心管内1500rpm离心10分钟，弃上清液，吸取沉渣镜检。

此法用于检查肺吸虫卵、细粒棘球蚴原头节、蛔蚴、钩蚴、粪类圆线虫幼虫及粉螨。

（三）十二指肠引流液中寄生虫检查法

1. 十二指肠引流液检查　十二指肠引流液是指十二指肠液（D液）、胆总管液（A液）、胆囊液（B液）和肝胆管液（C液）的总称。检查肝胆系统寄生虫病，一般以检查B液部分较好。十二指肠液引流中可查见的寄生虫有蓝氏贾第鞭毛虫滋养体、华支睾吸虫卵、肝片形吸虫卵、姜片虫卵、蛔虫卵、粪类圆线虫幼虫等。此法常在临床症状可疑而粪检阴性时采用。

检查方法：将各部分十二指肠引流液分别滴于载玻片上，加盖玻片后直接镜检。亦可用离心法浓集之（将引流液加适量生理盐水稀释混匀后2000rpm离心5分钟，取沉渣涂片镜检）。如引流液过于黏稠，可经10% NaOH消化，离心镜检。

2. 肠检胶囊法　使受检者吞入一装有尼龙线的胶囊，线的游离端留于口外。胶囊溶解后，尼龙线松开伸展，3~4小时到达十二指肠和空肠，原虫滋养体可粘附于线上。轻轻抽出尼龙线，刮取附着物做生理盐水涂片镜检。此法用于检查蓝氏贾第鞭毛虫。

（四）阴道分泌物、尿液和前列腺液检查法

1. 阴道分泌物中寄生虫检查　阴道分泌物中可查见阴道毛滴虫，偶可查见蛲虫卵、蛲虫成虫、溶组织内阿米巴滋养体及蝇蛆。

（1）生理盐水直接涂片法　取无菌棉签在阴道后穹隆、子宫颈及阴道壁拭取分泌物，在滴有生理盐水的载玻片上涂成混悬液，覆以盖玻片镜检。气温较低时可将载玻片稍加温，以增加阴道毛滴虫的活动能力，使之更易与其他细胞鉴别。

（2）悬滴法　将拭有阴道分泌物的棉签放入含1ml温生理盐水试管中，摇匀。取一洁净盖玻片，先在其周缘涂少量凡士林，再吸取试管中液体1滴置于盖玻片中央。翻转盖玻片，使凡士林圈粘合于凹玻片的孔缘，稍加压，悬滴即附于盖玻片之下，镜检。

（3）涂片染色法　取阴道分泌物做生理盐水涂片，干后甲醇固定，用姬氏染色。此法除观察阴道滴虫外，还可根据白细胞和阴道上皮细胞的数量判定阴道清洁度。

2. 尿液及鞘膜积液中寄生虫检查　尿液（特别是乳糜尿）和鞘膜积液主要是检查班氏微丝蚴。此外，尿中有时可查见阴道毛滴虫和埃及血吸虫卵。

一般的尿液可用离心法（1500~2000rpm，离心3~5分钟）取沉渣镜检。乳糜尿则应加等量乙醚，用力振摇使脂肪溶于乙醚，吸去上浮的脂肪层，加水10倍量稀释后再离心，吸沉渣镜检。如尿中蛋白质含量很高，可先加抗凝剂，再加水稀释后离心。

鞘膜积液的检查：局部皮肤消毒后，用注射器抽取鞘膜积液，加适量生理盐水稀释，离心，取沉淀物镜检。

3. 前列腺液检查用于检查男性泌尿生殖道的阴道毛滴虫。嘱患者排空尿，用前列腺按摩法取前列腺液少许，滴加于载玻片上。加1滴生理盐水混匀，加盖玻片，在镜下观察有无呈旋转运动的阴道毛滴虫。或将涂片晾干，甲醇固定，用姬氏染色后镜查。

（五）组织液中寄生虫检查法

1. 脓肿穿刺液中寄生虫检查法　做肝穿刺可能查见溶组织内阿米巴滋养体、日本血吸虫卵、斯氏肺吸虫童虫、细粒棘球蚴、泡球蚴等，但仅对疑有溶组织内阿米巴肝脓肿者才做肝穿刺，一般抽取脓肿内壁处的组织较易查见滋养体；对肺做活组织检查主要用于诊断卡氏肺孢子虫感染，其检出率远较做痰或支气管冲洗液检查为高，将所获肺组织制成涂片，干后用果氏六甲亚基四胺银染色或姬氏染色，镜检有无肺孢子虫包囊。

2. 浆膜腔积液中寄生虫检查法　人体的浆膜腔主要有胸腔、腹腔和心包膜腔，在病理情况下可有大量液体潴留，形成积液，在人体浆膜腔积液中可查见一系列寄生虫，如弓形虫、微丝蚴、粪类圆线虫幼虫、卫氏并殖吸虫卵、棘球蚴砂（原头节和游离的小钩）等。取积液5～10ml离心沉淀后吸取沉渣镜检。

3. 脑脊液中寄生虫检查法　可在脑脊液中查见的寄生虫有弓形虫、溶组织内阿米巴大滋养体、致病性自由生活阿米巴（耐格里阿米巴或棘阿米巴）、肺吸虫卵、异位寄生的日本血吸虫卵、棘球蚴的原头节或游离小钩、粪类圆线虫幼虫、棘颚口线虫幼虫及广州管圆线虫幼虫等。

由于上述寄生虫在脑脊液中均为数甚少，故病原学检查阴性不等于无该种寄生虫的感染。通常取脑脊液2ml，2000rpm离心5分钟，吸取沉渣涂片镜检。如需检查阿米巴滋养体，可用自然沉淀后，吸沉渣镜检。致病自由生活阿米巴和弓形虫的检查均需作涂片，甲醇固定后，姬氏染色，油镜下观察。

4. 骨髓穿刺液中黑热病原虫的检查法　从骨髓穿刺液涂片中检查黑热病原虫，是诊断黑热病最可靠的方法，检出率为80%～90%。

黑热病原虫的无鞭毛体主要见于巨噬细胞内，常十余个至数十个虫体聚在宿主细胞的胞质内，有时也散见于细胞外。有的原虫胞质着色不明显，只见到红色的核和动基体，应注意与血小板相鉴别。较罕见的情况下，组织内寄生的一种真菌，荚膜组织胞浆菌，可被误认为是黑热病原虫。该真菌引起的临床症状和血液学改变（如发热、肝脾肿大、全血细胞减少、白蛋白与球蛋白比例倒置等）均与黑热病相似。患者血液或骨髓、淋巴结穿刺液涂片染色后，可在巨噬细胞、单核细胞或多形核白细胞中，见有1～5μm大小、圆形或卵圆形酵母样孢子，外围有荚膜，内有紫红色的核；有些孢子可散落在细胞外。其形态与杜氏利什曼原虫的无鞭毛体不易区别。但此真菌孢子无动基体，经沙氏葡萄糖琼脂培养基室温下培养，会长出细长、分隔分支的菌丝。

5. 口腔内刮拭物及挑取物中寄生虫检查法　口腔内的寄生虫有美丽筒线虫、齿龈内阿米巴和口腔毛滴虫。美丽筒线虫成虫寄生于口腔黏膜下，并在黏膜和黏膜下层自由移动。可用消毒的针尖挑破黏膜，取出虫体进行鉴定。后两种原虫的检查方法为：用洁净的牙签在龋齿、牙龈炎红肿处或正常牙缝间刮取少许牙垢，放在载玻片上加1滴生理盐水，制成涂片，加盖玻片后镜检。气温低时要注意保温。必要时可将涂片晾干后固定，用福氏快速苏木精染色法染色。

（六）皮肤、肌肉、淋巴结、肠黏膜活检物中寄生虫检查法

1. 皮肤肌肉中寄生虫的检查　寄生于皮肤肌肉内的蠕虫和昆虫很多，主要的有猪囊尾蚴、曼氏裂头蚴、肺吸虫成虫或童虫、罗阿丝虫成虫、旋盘尾线虫成虫与微丝蚴、麦地那龙线虫、棘颚口线虫幼虫以及疥螨、蠕形螨、蝇蛆、溶组织内阿米巴、利什曼原虫等。检查方法可针对不同寄生虫来选用。

（1）查旋毛虫幼虫　经外科手术从患者疼痛的腓肠肌或肱二头肌取米粒大小肌肉，置于玻片上，加50%甘油1滴，盖上另一玻片，压紧后，在低倍镜下观察；用人工消化沉淀法可提高检出率。将肌肉组织剪碎，加5倍量人工消化液（胃蛋白酶0.6g，盐酸1ml，馏水100ml）浸泡，置37℃温箱中过夜，次晨加水自然沉淀后取沉渣镜检。

（2）查棘颚口线虫幼虫　用手术刀活检皮肤病变组织，可在镜下分离虫体鉴定，也可做病理切片经脱水、透明、染色后鉴定。

（3）查猪囊尾蚴、肺吸虫和裂头蚴　以外科手术摘取皮下结节，剥去外层纤维被膜，将虫体直接在镜下观察，必要时做压片、固定、脱水、透明、染色后鉴定。

（4）查疥螨　在未经抓破的皮肤丘疹处滴少许无菌石蜡油，用消毒刀片平刮数下直至油滴内有小血点为度，取丘疹顶部表皮移置载玻片，加盖玻片镜检。

（5）查蠕形螨　透明胶纸粘取法（在人睡觉前，将透明胶纸紧贴于鼻唇沟处皮肤，次日揭下透明胶贴在载玻片上，镜检）。挤压涂片法：常采用痤疮压迫器、弯镊子、曲回纹针或沾水钢笔尖钝端等刮取受检皮肤，亦可用手指挤压皮肤，将取得的皮脂腺分泌物置于载玻片上，加1滴甘油或石蜡油，涂匀后加盖玻片镜检。

（6）查蝇蛆　绿蝇、金蝇等蝇类幼虫可在皮肤伤口寄生，纹皮蝇及牛皮蝇的幼虫可在皮肤中形成结节或引起匐形疹。将伤口表面或皮肤组织中的蝇蛆取出，置于10% NaOH溶液中浸泡4～8小时，再水洗数次后镜检。

（7）查皮肤型黑热病　对皮肤型黑热病患者，消毒病变部位皮肤，用无菌注射器抽取组织液，或用手术刀切一小口并刮取组织涂片，固定后姬氏液染色镜检。

（8）查皮肤组织型阿米巴滋养体　对疑为皮肤阿米巴患者，用棉签刮取皮肤溃疡处组织做生理盐片涂片，查溶组织内阿米巴组织型滋养体。

2. 淋巴结中寄生虫的检查法：从淋巴结中可能找到的人体寄生虫有：班氏和马来丝虫成虫、杜氏利什曼原虫、弓形虫和锥虫。

（1）丝虫成虫　消毒局部皮肤，用无菌10ml注射器插入肿大的淋巴结中，边抽吸边退针，并做多方位的抽吸，所用针尖应较粗。取得的虫体作固定，以备做进一步的鉴定。或将有病变的淋巴结摘出，小心分离组织，查找其中有无缠绕的丝虫成虫。

（2）杜氏利什曼原虫、弓形虫和锥虫　用穿刺法，以6号针尖刺入肿大的淋巴结，抽取淋巴组织液滴于载玻片上，涂成薄膜，待干，甲醇固定后姬氏或瑞氏染剂染色，镜检。亦可摘出淋巴结，用刀片切开，使切面在载玻片上压印一薄膜，再固定染色。

3. 结肠黏膜中寄生虫的检查法　结肠，特别是直肠和乙状结肠的黏膜中可能查见的寄生虫有日本血吸虫卵和溶组织内阿米巴滋养体。

（1）日本血吸虫卵：用直肠镜或乙状结肠窥镜从病变部位夹取少量肠黏膜组织，用少量生理盐水将组织洗净，置两块载玻片间轻轻压平后镜检。如有活卵或近期变性卵，表明患者体内有活成虫寄生，若只有远期变性卵或钙化卵，均表明虫卵死亡已久，提示受检者曾有血吸虫感染，现可能已无活虫寄生。但由于活检时取材的局限性，以上情况不能排除仍有活虫存在。未染色血吸虫活卵、近期变性卵及远期变性卵的形态鉴别见表4－1。

表4－1 黏膜内未染色血吸虫卵之鉴别

	活　卵	近期变性卵	死卵（钙化卵）
颜色	淡黄至黄褐色	灰白至略黄色	灰褐色至棕红色
卵壳	较薄	薄或不均匀	厚而不均匀
胚膜	清楚	清楚	不清楚
内含物	卵黄细胞或胚团或毛蚴	浅灰色或黑色小点或折光均匀的颗粒或萎缩的毛蚴	两极可有密集的黑点，含网状结构或块状物

（2）溶组织内阿米巴滋养体　将刮取的直肠或乙状结肠黏膜加少量生理盐水玻片上制成涂片，加盖玻片后镜检。

4. 肺活组织中寄生虫染色检查法　用于诊断卡氏肺孢子虫感染，其检出率远较痰或支气管冲洗液检查为高。取1小块肺组织在载玻片上制成涂片，干燥后染色，方法有：

（1）果氏六亚甲基四胺银染色法　①在肺涂片上滴加5%铬酸，20℃氧化5分钟，再流水洗数秒；②浸入1%重亚硫酸钠溶液中1分钟，自来水冲洗后用蒸馏水洗3～4次；③浸入六亚甲基四胺银硝酸盐溶液2份和二甲亚砜1份的混合液中，60℃水浴中孵育90分钟，使标本转为黄褐色为止，自来水冲洗5分钟，再蒸馏水洗5分钟；④在0.1%氯化金溶液中染2～5分钟，蒸馏水洗4～5次；⑤置2%硫代硫酸钠溶液中5分钟，流水洗10分钟；⑥0.3%亮绿复染45秒钟；⑦95%酒精（2次），100%酒精各1分钟脱水；⑧二甲苯透明3次，中性树胶封片。染色后的卡氏肺孢子虫包囊呈圆形、卵圆形或不规则多角形，囊壁为淡褐或深褐色，内部结构看不清。红细胞为淡黄色，其余背景呈淡绿色。

（2）姬氏染色　肺组织涂片用甲醇固定，以1∶15的姬氏液染色30分钟。结果可见肺孢子虫包囊壁不着色，但囊内的8个小体容易看到。成熟包囊内小体为新月形，胞质呈蓝色，核为紫红色。但虫体周围细胞的着色与之相似，故容易漏检。

第五章　免疫学诊断技术

免疫学诊断技术是用于临床为疾病作出诊断和鉴别诊断的基本技能。除熟悉技术外，还应知道如何结合寄生虫病流行感染史与临床特点来发挥这一技术的实际应用价值。

本章主要介绍寄生虫感染诊断特有的免疫学技术。

一、诊断抗原的来源与获取方法

（一）寄生虫抗原的来源

目前，用于诊断寄生虫病的抗原大多来源于天然的同源抗原。从使用的要求而言，大体可将寄生虫抗原分为可溶性抗原（包括虫体或虫卵水溶性、尿素溶解性、三氯醋酸可溶性、虫体排泄分泌抗原和某些幼虫囊液）、固相抗原（包括整体虫卵、幼虫以及虫卵、幼虫和成虫的切片）及克隆抗原（重组抗原或基因工程抗原、抗独特型抗体、多肽分子抗原等）3 大类，此外，还有虫体表膜抗原和循环抗原（存在于宿主血清中，主要为分泌代谢抗原）。可溶性抗原最为常用，其次是固相抗原，克隆抗原尚处于实验阶段，但很有发展潜力。

（二）制备方法

制备抗原的方法有很多，依据使用要求而选择。粗抗原的制备较容易，但特异性较差。从可溶性粗抗原中纯化获得的主要血清学抗原，可提高检测的特异性，但制备较复杂。无论何法制备的抗原，需测定蛋白浓度，置 -20℃保存备用。

1. 可溶性抗原制备　主要为血吸虫、肺吸虫、肝吸虫、丝虫、旋毛虫、猪囊虫和包虫以及弓形虫感染的免疫学诊断抗原。用可溶性抗原致敏绵羊或人 O 型红细胞做间接血凝试验或用可溶性抗原包被 PVC 微孔做 ELISA，检测患者血清中特异性抗体均为寄生虫病常用的免疫诊断方法。

（1）血吸虫可溶性虫卵抗原　取纯净虫卵，以 1:5 虫卵（压积）与双蒸水比例置于研钵研磨，直至虫卵（镜下观察）全部破裂为止；收集并做超声粉碎 2 次，每次 20 分钟；反复冻融、冷浸；低温 1500rpm 离心 30 分钟，取上清液为抗原。

（2）吸虫成虫可溶性抗原　自人工或自然感染动物体内取得成虫，用无菌生理盐水反复洗 3 ~ 5 次，洗净后用滤纸吸干，去掉虫体上的多余水分；将虫体可置 -70℃低温冰箱中保存备用，最好快速冰冻后进行真空抽干；干燥后的虫体置研钵研成粉末，取成虫干粉 1000 mg 或经研磨后虫体压积 1ml，加人 50ml 预冷的丙酮脱脂 2 次，每次 15 分钟，期间不断震荡，待沉淀后，吸去上清液，将沉淀物平摊于表面皿上吹干，置干燥器内过夜，次日按 50 倍的比例加入万分之一硫柳汞生理盐水，快速冰冻，在 4℃冰箱冷浸 3 天，每天震荡数次，最后经低温 3000rpm 离心 15 分钟后，吸取上清液为抗原。

（3）旋毛虫幼虫可溶性抗原　用超声波粉碎旋毛虫幼虫 6 ~ 10 分钟，将虫体碎成匀浆。将幼虫匀浆置4℃冰箱冷浸过夜，然后在4℃环境10000rpm离心1小时，取上清液为抗原。

（4）猪囊尾蚴囊液抗原　取感染囊尾蚴较多的新鲜猪肉，在相对无菌条件下剥离完整的囊尾蚴，用无菌注射器收集囊液，收集于消毒离心管内，3000rpm离心30分钟，取上清液装入透析袋，经生理盐水透析24小时，浓缩收集。

（5）棘球蚴囊液抗原　动物的棘球蚴囊液，羊棘球蚴液（肝）是诊断抗原中最好的来源；人棘球蚴囊液中抗原浓度较低，但特异性好，更可靠。在无菌条件下，抽取动物（羊）或人的棘球蚴囊液，按1∶10000比例加入硫柳汞，并置4℃冰箱过夜，使头节和生发囊沉淀。次日用无菌操作法通过消毒的双层滤纸过滤，或经3000rpm离心20分钟后，吸取上清液，即为棘球蚴囊液抗原。

（6）弓形虫速殖子可溶性抗原　取纯净的弓形虫速殖子，加入灭菌双蒸水，混匀，经超声粉碎或反复冻融5次，经10000rpm离心30分钟，取上清液加1.7% NaCI溶液即为弓形虫速殖子可溶性抗原。

关于弓形虫速殖子的收集与纯化：①经小鼠腹腔接种弓形虫72小时后，处死小鼠，解剖腹壁，用注射器经腹膜注入无菌生理盐水，冲洗腹腔，吸出腹腔液，再用生理盐水洗涤2～3次，即可获得大量弓形虫速殖子；②将收集的弓形虫悬液用适当浓度的胰蛋白酶消化宿主腹腔细胞，以增加虫体回收率。用生理盐水或pH7.2的PBS缓冲液离心洗涤3次后，倒入连接抽滤装置的G3砂芯漏斗，过滤纯化，将过滤后的弓形虫速殖子悬液3000rpm离心洗涤3次，即获得纯净的弓形虫速殖子。

2. 固相抗原制备　整体固相抗原和切片固相抗原多用于血吸虫病、丝虫病、囊虫病、旋毛虫病等多种寄生虫病的免疫学诊断。

固相抗原是将寄生虫抗原或抗原切片固定于玻片或其他载体上制备的抗原。制备时，将洗净的虫体用90%乙醇或丙酮固定于载玻片，即获得固相抗原片。制备成虫切片固相抗原时，先将虫体制成5～6μm冰冻切片，再将切片贴附于涂有0.5%明胶的载玻片，室温下用丙酮固定10分钟，干燥后置－20℃环境贮存备用。

二、常用的免疫学诊断方法

在寄生虫病免疫学诊断中，有些方法为某种寄生虫所特有，如血吸虫的尾蚴膜反应（CHR）和环卵沉淀试验（COPT）、肺吸虫的后尾蚴膜试验、旋毛虫的环蚴实验（CPT）以及弓形虫染色试验。目前仍在沿用的是血吸虫环卵沉淀试验。其他常用方法有皮内反应试验（简称皮试）和血清学诊断（含多种抗体检测和抗原检测方法）。抗体检测方法最常用的是间接血凝试验（IHA）、酶联免疫吸附试验（ELISA）、胶体金免疫过滤法等。目前，免疫学诊断方法发展迅速，可在数分钟出结果的方法有快速ELISA、Dipstick（试纸条法）、胶体金纸片法等。

（一）皮内试验

利用宿主的速发型变态反应，将特异抗原液注入皮内，观测皮丘及红晕反应以判断有无特异抗体（IgE）的存在称皮内试验。

皮内试验用于多种寄生虫病的检测，如血吸虫病、肺吸虫病等。最常用于血吸虫病的检查，操作简单，并且可即时观察结果，适宜现场应用。大多用粗制可溶性血吸虫虫卵抗原（稀释度为1∶4000）或成虫冷浸抗原（稀释度为1∶8000）敏感性高，其阳性率在93%～97%，但有部分假阳性反应（2.1%～3.5%），并且对其他寄生虫病交叉反应较高。皮内试验可用于以下方面：①过筛方法，先作皮试，阳性者再作进一步追查；②临床辅助诊断；③考核预防效果，用作检查新感染的方法，特别对儿童。

（二）间接血凝试验

间接血凝试验是以红细胞作免疫配体的载体，并以红细胞凝集读数的血清学方法。最常用的红细胞为绵羊或人（O型）红细胞，来源方便。目前均用醛化红细胞，可保存半年而不失其免疫吸附性能。操作步骤如下：

1. 红细胞鞣化和致敏　①取醛化红细胞用0.15mol/L、pH7.2的PBS离心洗涤2次，并用PBS配成2.5%悬液；②加等量1∶2000鞣酸溶液（鞣酸不同批号，质量相差较大，必须预试测定适宜浓度）37℃孵育20分钟，经常摇动；③离心去上清，PBS洗1次，再用0.15mol/L、pH6.4的PBS配成10%悬液；④每份悬液加等量适当稀释的抗原液，置于37℃水浴箱中30分钟（每5分钟振动一次），离心去上清，pH7.2的PBS洗2次，再用含1%正常兔血清（NRS）加10%蔗糖缓冲液配成5%细胞悬液。加1‰叠氮钠防腐，存4℃或减压冻干备用，每批致敏细胞均需用已知阳性和阴性血清滴定灵敏度或特异性。阳性滴度在1∶640以上，阴性血清不出现反应者可用。

2. 微量血凝试验在U型（或V型）微量血凝板上，将被试血清用1%NRS或BSA生理盐水作倍比系列稀释，每孔含稀释血清0.05ml。每孔加0.01ml致敏红细胞悬液（可用标定过的OT针头滴加），充分振荡摇匀，加盖于室温静置1～2小时读取结果。

3. 根据红细胞在孔底的沉积类型而定。“-”，红细胞沉于管底，呈圆点形，外周光滑；“±”，红细胞沉于管底，周围不光滑或中心有白色小点；“+”，红细胞沉积范围很小，呈较明显的环形圈；“++”，红细胞沉积范围较小，其中可出现淡淡的环形圈；“+++”，红细胞布满管底呈毛玻璃状；“++++”，红细胞呈片状凝集或边缘卷曲。呈明显阳性反应（+）的最高稀释度为该血清的滴度或效价。

目前对血吸虫病应用纯化虫卵抗原间接血凝试验。采用经SephadexG-100柱层析纯化的血吸虫卵抗原致敏红细胞作IHA，提高了方法的敏感性、特异性和重现性，为在疫区扩大应用提供了条件。

IHA操作简便，敏感性高，适于现场使用，可作为辅助论断病人，流行病学调查及综合查病方法。先后在多种寄生虫感染中应用，如血吸虫、疟原虫、猪囊虫、旋毛虫、肺吸虫、阿米巴、弓形虫、肝吸虫等。有些已制成商品诊断药盒。不足之处是不能提供检测抗体的亚型类别，且容易发生异常的非特异凝集。另外，抗原的标准化、操作方法规范化急待解决，以提高其诊断效果和可比性。

（三）环卵沉淀试验

该法对血吸虫病诊断具有较高的敏感性和特异性，亦有一定的疗效考核价值。

1. 基本原理　血吸虫卵内毛蚴的抗原（分泌物）透过卵壳微孔与血吸虫患者血清中的相应抗体结合，在虫卵周围形成特异的沉淀物（透明泡沫或指状），为阳性反应；反之为阴性反应。

2. 操作方法　在玻片上加受试者血清2滴，取鲜卵或干卵（100～150个），混匀后加24×24mm盖玻片，石蜡密封四周，置37℃温箱48小时，镜下观察结果。

3. 结果判断　阳性反应为泡状、片状或细长卷曲状折光性沉淀物，牢固粘于卵壳四周。可根据沉淀物面积及性状的多少，判定反应的强弱。

强阳性反应（+++）：虫卵周围有大泡状、大球状或环状的沉淀物。

阳性反应（++）：虫卵外围有球状或棒状的沉淀物。

弱阳性反应（+）：虫卵外周局部有小球状沉淀物。

阴性反应（-）：虫卵周围无沉淀物。

也可根据环卵率（100个卵中阳性虫卵数）作出报告，环卵率>5%为阳性。

近年来对COPT的方法做了一些改进。如：①双面胶纸条法：将双面胶纸条制特定的式样作COPT，可省略蜡封片法的繁琐步骤，具有操作简易，方法规范，提高工效和避免空气污染的优点。双面胶纸条法COPT（DGS-COPT）已在现场扩大应用，今后若能将该法配套干卵，则更能提高它的应用价值。②血吸虫干卵抗原片（或膜片）环卵沉淀试验，利用环卵抗原活性物质的耐热特性，将分离的纯卵超声和热处理，定量滴加，烤干固定于载玻片或预制的聚乙稀薄膜上。此种干卵膜片，保存时间较长（4℃半年），已有市售商品。试验时只需加入血清试样，湿盒孵育，判读结果与常规法相同。干卵膜片法还具有简化操作规程，提高卵抗原的规范要求，并可长期保存等优点。

COPT可作为诊断血吸虫病的血清学方法之一，及临床治疗病人的依据；可用作考核治疗和防治效果的方法；并且用于血清流行病学调查及监测疫情的方法。

（四）快速酶联免疫吸附试验（Q-ELISA）

本法为目前国内常用的方法。

1. 基本原理　此法是根据常规酶联免疫吸附试验的原理，经抗原包被技术改进后，发展成为一种新的抗体检测法。现已研制成较完善和规范化的血吸虫病酶免疫诊断试剂盒，使用时无需另配试剂和特殊条件，从操作到结果观察只需15分钟左右便可完成。

2. 材料配备　SEA包被的微孔反应条，阴、阳性参考对照血清，1号液（辣根过氧化物酶标SPA），2号液（洗涤液），3号液（底物），4号液（显色剂），5号液（血清稀释液），6号液（终止液），血清稀释板。

3. 操作方法　首先稀释血清样本（8滴蒸馏水+1滴血清+1滴5号液），继而将应检测样本与微孔做好标记或编号（一般第一、二孔作阴、阳对照），然后，按如下步骤进行：

（1）加样　每孔加1滴已稀释的血清。在15～30℃室温下放置3～5分钟）。

（2）洗涤　每孔加2号液1滴，随即抛去，用自来水冲洗5次，甩干。

（3）加酶标物　每孔加1号液1滴，同上室温放置3～5分钟后，按（2）洗涤。

（4）显色　每孔加3号液和4号液各1滴，室温放置2～5分钟。

（5）终止反应　每孔加6号液1滴，1分钟后观察结果。

（6）结果判断　在白色背景下观察蓝色的深浅。蓝色接近阳性对照判为阳性。

注意事项：①试剂必须保存在2～8℃，用后及时放回冰箱，使用前轻轻摇匀；②严格按检测程序操作；③所有试剂在加入孔中时，都应避免粘在孔壁上；④用自来水冲洗时，水流不要太猛，每次应抛净拍干；⑤室温低于15℃时，各步反应时间要适当延长，使其结果以阳性对照孔出现明显蓝色而阴性对照孔基本无色为准。

（五）染色试验

染色试验是比较独特的免疫反应，曾经是诊断弓形虫病的经典方法，广泛用于该病的临床诊断和流行病学调查。

新鲜弓形虫滋养体和正常血清混合，在37℃作用1小时或室温数小时后，大部分弓形虫失去原来的新月形，而变为圆形或椭圆形，用碱性美蓝染色时着色很深。但新鲜弓形虫和免疫血清混合时，虫体仍保持原有形态，用碱性美蓝染色时，着色很浅或不着色。其原因可能是由于弓形虫受到特异性抗体和辅助因子协同作用后，虫体细胞变性，结果虫体对碱性美蓝不易着色。

1. 材料和试剂　以弓形虫速殖子为抗原；采用正常人血清为致活因子。碱性美蓝溶液，取美蓝10g加入95%乙醇100ml，制成饱和乙醇溶液，过滤后取3ml，再与10ml临时新鲜配制的碱性缓冲液（pH 11.0）混合。待检血清经56℃30分钟灭活，冰箱保存备用。

2. 方法　将待检血清用生理盐水倍比稀释，每孔0.1ml，加上述稀释的弓形虫速殖子0.1ml，置37℃水浴1小时，加碱性美蓝溶液0.02ml/孔，37℃水浴15分钟，以每孔聚悬液1滴于载玻片上，加盖玻片，高倍显微镜检查，计数100个弓形虫速殖子，统计着色和不着色速殖子比例数。

3. 结果判定　以能使50%弓形虫不着色的血清最高稀释度为该血清染色试验阳性效价。阳性血清稀释度1∶8为隐性感染；1∶256为活动性感染；1∶1024为急性感染。

第六章　虫种鉴定、标本采集与保存

在临床上和寄生虫病防治实践中，经常可遇到一些患者皮肤出现寄生虫引起的结节或包块，从深部组织手术活检到不常见的虫体，也可听到患者自诉从肛门、尿道、生殖道排出或从口腔吐出虫体。需判断是否为来自人体的虫体，进而确认它是何种寄生虫。如受条件限制不能鉴定的，就得知道如何保存好虫体，以便送交有关专家鉴定。因此，虫种鉴定是寄生虫学检验中难度较大的技术，医学检验人员应掌握，以利临床诊断、发现新的病原体。掌握这一技术，需要有扎实的寄生虫生物学知识、广博的低等动物学理论基础、正确的鉴定思路，选择恰当的方法去完成。标本采集与保存也是检验人员应熟悉的基本知识和方法。

一、寄生虫虫种鉴定

（一）基本思路

对一种来源于患者或他人提供的虫体，如果属于完整、较大的常见寄生虫，只需经一般形态学观察即可判断，但一般死亡、不全的小虫体，特别是病理切片中虫体或个体很小的原虫则需要有更多验证指标和资料来确认。因此，对不能确认的虫体，则应弄清其来源，如从粪便、尿液、阴道分泌物或痰液中发现的虫体，还应排除自由生活虫体污染所致。一般而言，来源于人体的虫体，应同时伴有相应部位的症状或体征，如无临床表现，尚需继续随访和观查。如果已确认这一虫体是来源于人体，一般可根据虫体结构（包括用多种方法对虫体的体表和体内多种结构识别）和来源部位，结合临床表现和临床化验结果（包括寄生虫免疫学诊断检测指标）、流行病学感染史（如生吃、生饮、外出何处等）等资料可获知这一虫体的类别。然后，根据对虫体所观察的形态结构特点与活动习性，从生物学上初步划分出哪一类（线虫、绦虫、吸虫、原虫、昆虫或其他）虫体。继而，再根据已知的资料查阅文献和历史记录来验证自己的分析和判断，若结果不符合或无从获得验证资料，就得进一步利用超微结构或电镜扫描、免疫学方法和分子生物学技术来鉴定。必要时，可将所获结果和全部资料送交或邀请有关专家做出鉴定。如疑为新的虫种，还需作流行病学调查，其目的，一是了解在人群中是否有感染流行；二是获取感染来源的虫体作动物实验，获取同样虫体再作观察，最好能完成该虫的生活史全过程，以便充分证明这一人体感染的新虫种。

（二）依据、基础和目的

虫体鉴定以形态学为依据，将虫体作生物学分类、定种。因此，鉴定者必须掌握寄生虫的生物学知识，只有这样才能避免“大海捞针”。例如一条完整的蠕虫虫体，首先应确认到纲。若虫体为线性圆柱状，体表光滑，经切横断面后，其横切面为圆形，最外层为角皮层（无细胞结构），其内为皮下层含合胞体，常在两侧及背侧增厚，有纵肌层和原体腔。原体腔内可见消化道及雌性或雄性生殖器官。具有这些特点则应归类为线虫，但线虫幼虫的原体腔内无发达的生殖器官。若虫体为长形带状，体分节，头端有多个吸盘或吸槽，经切片后，其横断面为背腹扁平，从外向内的各层组织为：体壁（含皮层和皮下层，后者有表层环肌和纵肌）较厚，向内为实质组织，再向内有内环肌并含雌、雄生殖器官。这是绦虫成虫的结构特点。如为吸虫，其虫体为背腹扁平叶片状，具口、腹吸盘，经切成横断面后，从外向内可见体被（合胞体结构，体表可有棘）、环肌、纵肌及实质组织，无体腔。在实质组织中两侧各有1个消化道管腔，中间有生殖器官。为进一步做种属鉴定，可根据所获得的形态结构指标（包括大小、颜色）、虫体寄生部位和临床表现，查阅低等生物分类表（一般可在低等动物分类学大型专著书籍中查阅获得）和有关资料，进行综合分析后，得出结论。

临床上出现的虫体鉴定标本多数属于手术活检到的虫体或病理切片观察到的虫体结构，而人体组织内常见寄生虫在切片中可见到的线虫有：蛔虫幼虫、钩虫幼虫、蛲虫成虫、丝虫成虫、旋毛虫幼虫、棘颚口线虫幼虫等；常可见到的绦虫有：曼氏裂头蚴、猪囊虫、包虫等；可见到的吸虫有：日本血吸虫、肺吸虫、肝吸虫、肝片形吸虫等；偶可见到的原虫有：利什曼原虫、溶组织内阿米巴、隐孢子虫、肉孢子虫、圆孢子虫、微孢子虫等；亦可见到的节肢动物有：蝇蛆、疥螨、蠕形螨等。

（三）检验方法

检验方法包括一般形态学观察鉴定法和特殊结构与分子水平检查鉴定法。

1. 一般形态学鉴定法　根据虫体大小，使用适合的工具观察虫体形态特点作出鉴定。在虫体完整的条件下，用肉眼观察可辨认的有蛔虫、钩虫、蛲虫、姜片虫、带绦虫孕节、膜壳绦虫和3龄蝇蛆；需经（镜下）放大后观察才可辨认的有蛔童虫、横川吸虫、异形吸虫、棘隙吸虫、钩幼虫、2龄蝇蛆和粉螨（肠螨症者）。但在虫体不够完整或结构不清或无法确认的条件下，还需对虫体作透明处理（透明剂为含乳酸1g、甘油20ml、蒸馏水10ml的乳酸溶液），置载玻片上，加盖玻片镜检。如需保存，可用10%福尔马林或70%乙醇固定。观察的指标包括形状、大小（小型虫需用显微测量法）、颜色、从外至内的细微结构特点等。

2. 特殊结构与分子水平鉴定法　主要包括组织切片观察横断面结构、电镜扫描观察体表或某一部位的构造特征、电镜超微结构包括观察原虫细胞器或虫体皮层结构、特异性免疫组化分析、染色体核型与显带分析、同工酶谱和蛋白质区带比较分析、DNA重复序列酶切长度分析、种特异基因序列PCR扩增产物分析与DNA杂交分析法等。

二、寄生虫标本收集、保存与邮寄

（一）标本的采集

采集标本前，应了解所采寄生虫的形态、生活史、寄生部位、生活习性及地理分布。

1. 体内寄生虫的采集　寄生于肠管和腔道的原虫滋养体或包囊以及蠕虫虫卵与某些种类的成虫，可从排泄物或分泌物中获取，大部分肠内蠕虫成虫需经驱虫后收集，血液与骨髓内寄生虫可通过抽血或骨髓穿刺收集；但寄生于肝、肺、脑等器官及肌肉组织者，则多需做活组织检查，或尸体解剖来收集标本。如为人畜共患寄生虫或可经实验感染动物者，则主要通过解剖相关的动物获取。

2. 体外寄生虫的采集　要根据各种寄生虫出现的季节，从孳生地和栖息场所获取。有的虫种在自然环境中难于找到，尚需通过人工饲养收集。

3. 采集标本应做到的事项　①做好记录：包括标本名称、采集地点、日期（有的须注明时间、标本来源、宿主的种类、寄生部位和采集人姓名等），对昆虫标本，应记录采集场所的情况及气候等：②保存标本的完整性：操作要细致，不可损坏标本任何构造，如系昆虫标本，虫体的腿、翅、体毛和鳞片等都是分类的依据，故标本力求完整，不能有残缺；③防止感染：要了解寄生虫的感染阶段，在采集过程中，必须采取适当的防护消毒措施。解剖动物和尸检时，要戴橡皮手套，用毕的器具和实验台要消毒清洗。采集钉螺和解剖钉螺及接种动物时，应避免血吸虫尾蚴侵入皮肤，采集病媒昆虫时，应防叮咬。

（二）标本的保存和邮寄

1. 液浸标本　即用70%乙醇或5%～10%甲醛等固定液保存标本，装于大小适当的玻璃瓶或塑料管（瓶）内，附上铅笔写的记录标签，加满保存液，不留空隙，盖紧瓶（管）塞，用蜡封口，随后放于木盒内，四周用碎纸或棉花塞紧，将木盒钉严密，盒面注明瓶子朝上端的记号，即可邮寄。

2. 干制标本　主要是干制昆虫标本，单个针插于玻璃管内或多量昆虫存放于玻璃瓶（管）内，附上铅笔写的记录标签，放于木盒内邮寄。

3. 玻片标本　一般可将两张玻片背对背的合并，然后在玻片两端用厚纸片或竹签（火柴杆粗）隔开，每20～30张玻片，用纸包好，用线（或橡皮筋）扎紧，放于木盒（小木箱）内邮寄；也可置于玻片标本盒内，在玻片之间用棉花或软纸塞紧，再装于木盒内邮寄。

4. 活体标本　①邮寄活蚊卵：先将产在潮湿的滤纸或尼龙纱上的蚊卵置室温中48小时，待卵发育成熟，才可将带有活蚊卵的潮湿的滤纸或湿尼龙纱放在薄膜塑料袋里，然后可直接放于信封内航寄（远程）；②蜱螨类标本：放入含潮湿沙土和滤纸的木盒内（应钻有通气孔）邮寄；③活钉螺：可用尼龙窗纱网袋包好，外覆盖多层纱布后，放在快件信袋内直接邮寄。

（郑卫东）

第四部分 综合思考题

综合思考题1

患儿，男，9岁，学生，湖北省××市人。2004年8月因高热伴咳嗽在附近2~3处医疗机构就诊无效，后到市中心医院检查，X线片示肺纹理增粗，因而以“上呼吸道感染”进行治疗，先后用“先锋”、“丁胺卡那”等抗生素治疗数日，患者仍高热不退，症状未见明显好转，收住院。主诉：高热伴咳嗽15天。询问病史，患者在发病前约1个月曾到当地河中游泳多次。体检：T38.6℃，P 86次/min，R 21次/min，BP 120/70 mmHg。咽部充血，扁桃体Ⅱ度肿大，肝区有压痛，肝剑突下2cm、肋下3cm，质中，血常规：RBC 3.9×10^{12}/L，WBC 12.8×10^{9}/L，E 0.28，血吸虫病免疫学检查结果：IHA 1∶40，COPT 20%，ELISA（+）。

1. 根据患儿的病史，你考虑他可能是什么病？
2. 进一步应该做什么检查？
3. 为什么以高热伴咳嗽起病用抗生素治疗无效？如果诊断明确后应该用什么药物治疗？

综合思考题2

患者李×，男性，27岁，南方某地农民。因出现发热、头昏、头痛、胸闷、咳嗽、腹痛等症状在当地卫生院被诊断为急性支气管炎，经抗菌治疗症状无改善，继之咳铁锈色痰。转到当地地区医院就诊，检查有肝肿大，血象：WBC总数9.5×10^{9}L，嗜酸性粒细胞18%。血沉25mm/h，ALT 50单位，结核菌素试验（－），痰涂片未查出抗酸杆菌，胸部X片右肺中外见大片透亮区，内有条索状阴影，被诊断为Ⅲ型肺结核，抗结核治疗后仍然无效。当地有肺吸虫病及肝吸虫病的散在流行。

1. 患者表现有肺和肝的病变，你考虑患者最大可能是什么病？需要再了解什么病史？
2. 为明确诊断，还需要做什么实验室检查？（包括取材标本、实验方法、检查目的物）
3. 如果实验室检查都阴性或正常，临床上还有什么诊断的办法？

综合思考题3

某腹痛腹泻患者，发病近1周，口服自己购买的抗生素治疗无明显效果。到当地某市医院门诊，体温37.7℃，疑为阿米巴痢疾，即大便送检。见粪便稀薄有黏液，生理盐水直接涂片未见阿米巴大滋养体，但可见大量阿米巴包囊大小的圆形物，有的成堆。碘液染色后这种圆形物内可见有数个细胞核样的结构，但没有明显可见的核仁及拟染色体。

1. 根据以上情况，患者腹泻的病因可能是阿米巴痢疾还是细菌感染？有什么依据？

2. 送检的粪便还可采用什么检验方法来明确诊断？

综合思考题 4

南方某校医学生有一段时间连续做寄生虫学实验，其中一次实验内容是学生检查自己粪便的寄生虫卵。快下课的时候，学生们登记检查结果，和往常一样，检出虫卵的人数很少，有也是一些常见的线虫卵。突然，有位女生来叫带教老师，说她的粪便生理盐水涂片镜检看到似血吸虫卵样的东西。带教老师去一看，果然是典型的血吸虫卵，一个视野里还有好几个，老师在该女生的实验桌上重新用她的粪便做生理盐水涂片，也查见血吸虫卵。这一下，整个教室炸开了锅，大家纷纷来看血吸虫卵。有的同学说这位女生得了血吸虫病，有的还劝说这位女生先休学，治好血吸虫病再来上课，搞得该女生十分紧张。带教老师询问了她老家的情况，没有血吸虫病流行，她也没有疫水接触史，现在身体也没有什么不适。老师对近几年当地血吸虫病流行情况是了解的，最后安慰该女生不要紧张，与往常一样学习、生活，叫她明日再留粪便复查。

1. 带教老师当时这样处理是否正确？你认为应该怎样处理？

2. 该女生第二天粪便检查的结果可能会是什么？

3. 该女生这次粪便里的血吸虫卵来自哪里？是她感染了血吸虫？还是粪便被污染了造成假阳性？如果是粪便被污染了，污染源可能在哪里？

4. 从这件事我们应该吸取什么教训？

（参考答案在书中找）

（王益明）

参考文献

1. 詹希美．人体寄生虫学．第五版．北京：人民卫生出版社，2001
2. 白功懋．医学寄生虫学与寄生虫检验学．北京：中国医药科技出版社，1994
3. 仇锦波．寄生虫学检验．第二版．北京：人民卫生出版社，2002
4. 曾庆仁．临床寄生虫学和寄生虫检验实验指导．第二版．北京：人民卫生出版社，2003
5. 曾宪芳．寄生虫学和寄生虫学检验．北京：人民卫生出版社，1997

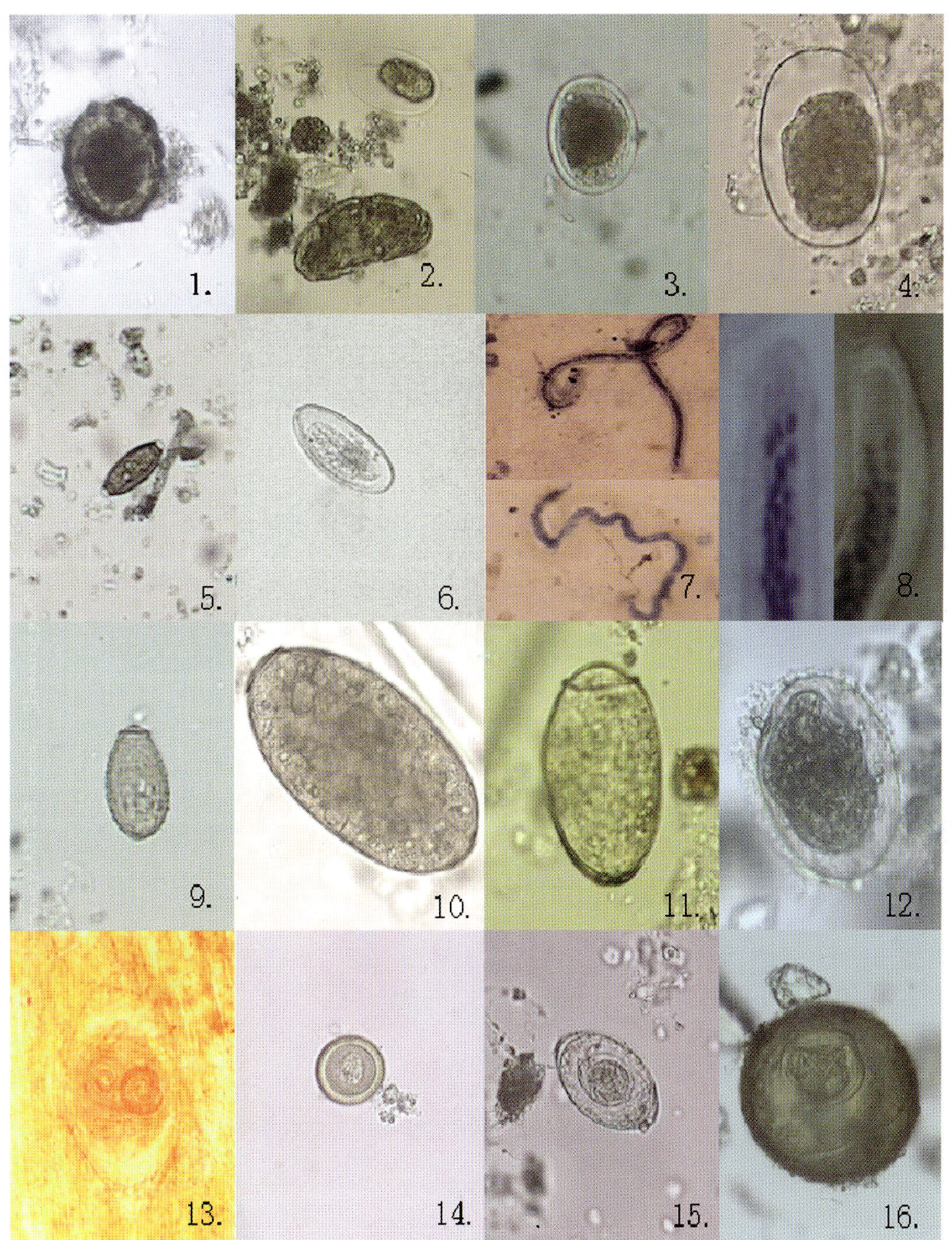

彩图 1－1　常见蠕虫卵、微丝蚴、旋毛虫囊包

1. 受精蛔虫卵 ×100；2. 未受精蛔虫卵（下）与钩虫卵 ×100；3. 脱蛋白膜受精蛔虫卵 ×100；4. 钩虫卵 ×400；5. 鞭虫卵 ×100；6. 蛲虫卵 ×400；7. 班氏微丝蚴（上）与马来微丝蚴 x100；8. 班氏（左）与马来微丝蚴的头部 ×1000；9. 肝吸虫卵 ×400；10. 姜片虫卵 ×400；11. 肺吸虫卵 ×400；12. 血吸虫卵 ×400；13. 旋毛虫囊包 ×400；14. 带绦虫卵 ×400；15. 微小膜壳绦虫卵 ×400；16. 缩小膜壳绦虫卵 ×400

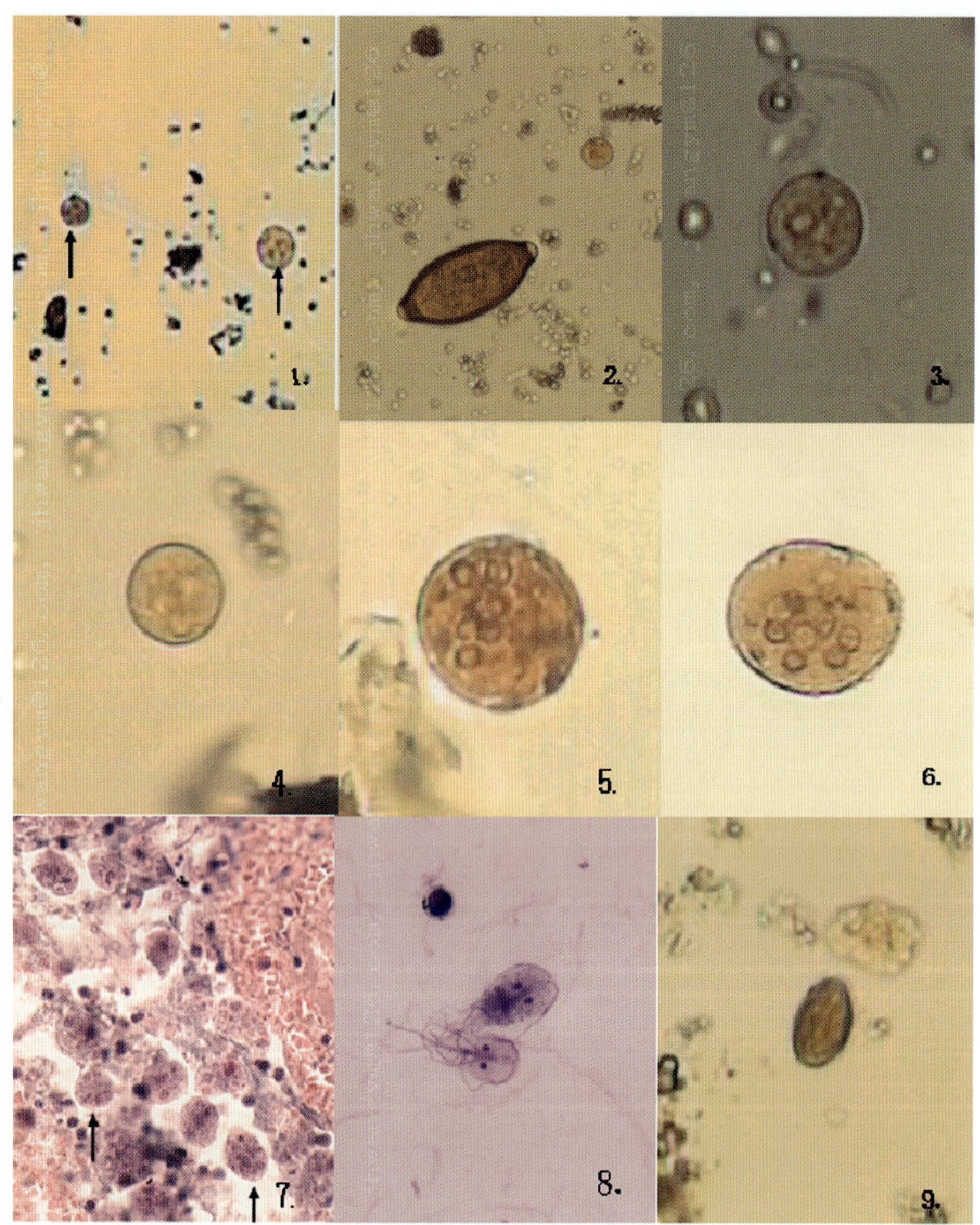

彩图 2－1　常见包囊及滋养体

1. 溶组织阿米巴包囊（左）与结肠阿米巴包囊大小比较，碘液染色，×100；2. 鞭虫卵与溶组织阿米巴包囊大小比较，碘液染色，×100；3. 4. 溶组织阿米巴包囊，碘液染色，×400；5. 6. 结肠阿米巴包囊，碘液染色，×400；7. 肠壁溃疡病理切片，成堆的溶组织阿米巴大滋养体，HE 染色，×400；8. 蓝氏贾第鞭毛虫滋养体，姬氏染色，×1000；9. 蓝氏贾第鞭毛虫包囊，碘液染色，×400

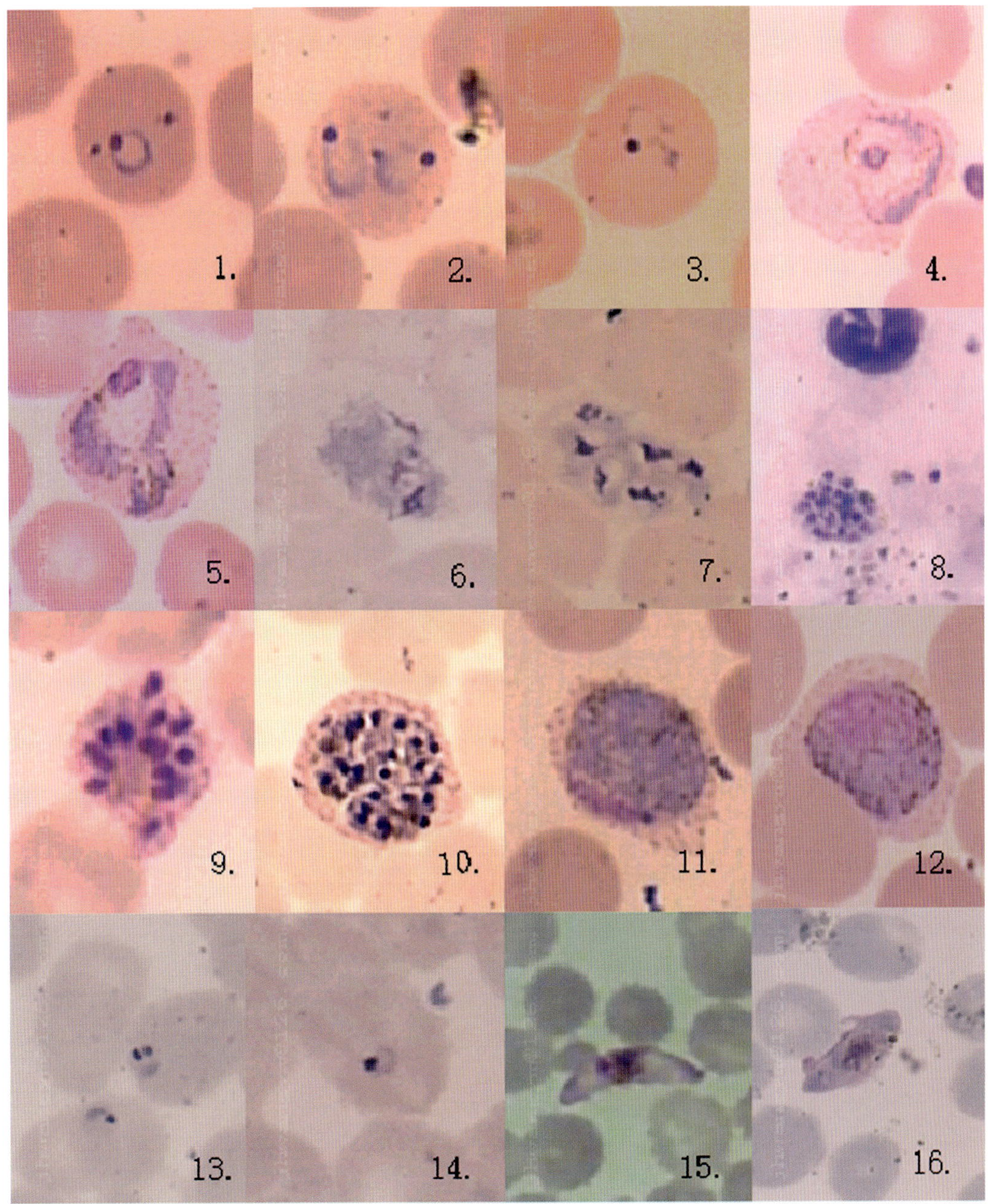

彩图 2 - 2 疟原虫

1. 2. 间日疟原虫小滋养体；3. 4. 5. 间日疟原虫大滋养体；6. 7. 间日疟原虫未成熟裂殖体；8. 间日疟原虫成熟裂殖体（厚涂片）；9. 10. 间日疟原虫成熟裂殖体；11. 间日疟原虫雌配子体；12. 间日疟原虫雄配子体；13. 14. 恶性疟原虫小滋养体；15. 恶性疟原虫雌配子体；16. 恶性疟原虫雄配子体

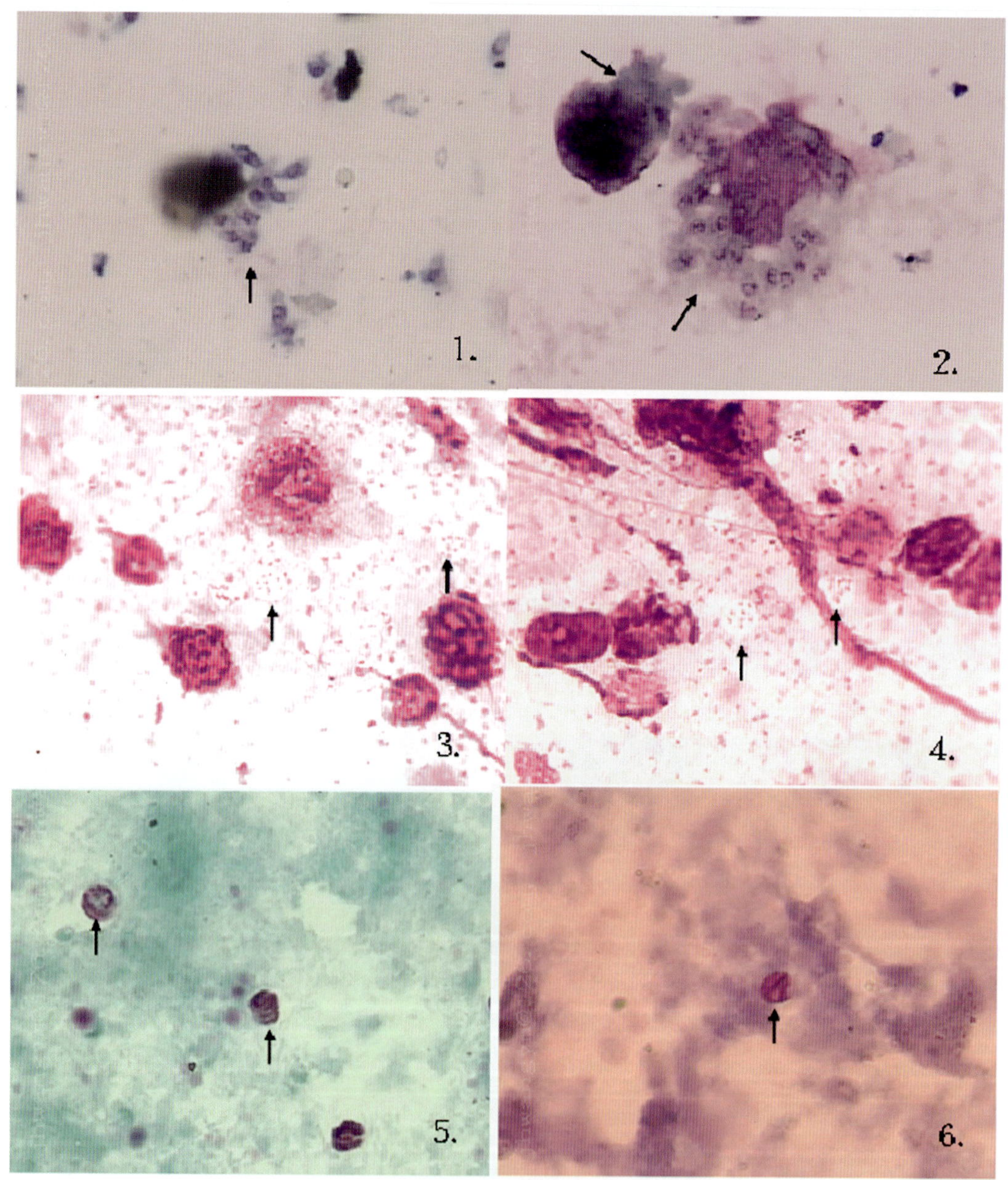

彩图 2－3　孢子虫

1. 弓形虫滋养体，姬氏染色，×1000；2. 弓形虫假包囊，姬氏染色，×1000；3. 4. 肺孢子虫包囊，姬氏染色，×1000；5. 隐孢子虫卵囊，改良抗酸染色，×1000；6. 隐孢子虫卵囊，金胺酚－改良抗酸染色，×1000